Santé :
explosion programmée

Dr Patrick Bouet

Santé : explosion programmée

Éditions de L'Observatoire

ISBN : 979-10-329-0345-2
Dépôt légal : 2018, mai

170 *bis*, boulevard du Montparnasse, 75014 Paris

« Comment les gouvernants peuvent-ils ignorer la médecine alors que celle-ci modifie tous les jours les bases de leurs actions et de leurs responsabilités ? »

Georges Pompidou, Premier ministre,
au Congrès de morale médicale,
le 27 mai 1966.

Avant-propos

Ce livre est né d'une exaspération et d'une incompréhension. D'une colère, qui grandit depuis plusieurs années. Celles d'un médecin profondément attaché aux valeurs de la République qui voit aujourd'hui le système de santé menacé dans ses fondements, son organisation, ses objectifs.

Président du Conseil national de l'Ordre des médecins depuis 2013, je suis avant tout un généraliste exerçant en Seine-Saint-Denis, le département qui m'a vu grandir. Je continue d'y exercer, désireux de garder le lien avec mes patients, leurs espoirs et leurs souffrances.

Depuis plus de quarante ans, j'observe. Je vois notre système de santé s'asphyxier.

Né de la Libération, il est fondé sur trois piliers : une médecine libérale, un service public hospitalier et un secteur privé, tous répartis sur l'ensemble du territoire. Préservant les libertés individuelles et l'indépendance des professionnels de santé. Et avant tout, ce système est solidaire.

La France peut légitimement s'en enorgueillir.

Pourtant, depuis quarante ans, ce système est géré sur la foi d'un indicateur principal : celui de l'équilibre de ses comptes. Les budgétaires l'ont emporté sur les sociaux. Sans jamais cesser de mettre en avant les grands principes de solidarité, les gouvernements successifs n'ont juré que par la maîtrise des coûts. Leurs seules réponses ont été l'hypercentralisation et l'hyperadministration. Les réformes se sont enchaînées, mais tout s'est aggravé. Pendant trop longtemps, nos gouvernants n'ont, semble-t-il, rien appris.

Ce double langage a atteint ses limites. Nous sommes arrivés aux limites d'un équilibre devenu chaque année plus précaire. Au bord de l'explosion.

La logique de « rationalisation » des dépenses a allumé la mèche. Rongeant peu à peu les énergies. Provoquant une vraie crise d'identité chez les professionnels de santé, et un mal-être des patients. Demain, le choc frontal avec le vieillissement de la population et la flambée des maladies chroniques pourrait tout embraser. Déjà prêt à prendre la relève, le système assurantiel privé n'aura plus qu'à fleurir sur ce champ de ruines.

Chacun pour soi… Est-ce bien cela que nous voulons ?

Certains s'étonneront de la prise de parole d'un président de Conseil national de l'Ordre des médecins. Née des ordonnances de 1945, garantissant la conformité déontologique et l'indépendance de la profession, l'institution a longtemps souffert d'une image rétrograde, troublée. Accusée de se complaire dans les antichambres du pouvoir, d'offrir un confortable lieu de protection aux médecins, voire de n'être qu'une obscure officine… Critiquée aussi pour son opposition, il y a quarante ans, lors du débat de la loi sur l'interruption volontaire de grossesse. Un président doit assumer l'histoire de son institution, même s'il ne se reconnaît pas dans certains épisodes et notamment celui-ci.

Mais ce serait oublier que l'Ordre a évolué. Il est devenu depuis quelques années force d'innovations et de propositions.

Aujourd'hui, 291 000 médecins y sont inscrits, dont 205 000 en activité régulière. Autant de praticiens dont nous portons la parole, là où la multiplicité des syndicats professionnels rend difficile une représentation homogène de notre profession.

Depuis mon élection, j'ai voulu ouvrir l'institution. J'ai souhaité que l'Ordre des médecins devienne un acteur incontournable du débat sur la santé publique, la qualité et la pertinence des soins et celles des exercices professionnels. J'ai choisi de porter hors les murs la compétence et l'expertise de notre institution, de faire partager notre analyse du système de santé.

Toute l'institution s'est mobilisée dans ce défi. Nous avons produit des livres blancs, mené une grande consultation des médecins français en 2015 et soumis nos propositions au débat public pendant la campagne présidentielle de 2017.

Notre présence sur l'ensemble du territoire et le fait que nous représentions tous les médecins, quels que soient leurs statut et mode d'exercice, nous permet d'avoir une vision globale du système de santé et de ses difficultés, notamment des questions démographiques.

Reconnaissons-le, des décennies de fractures professionnelles, de compromis avec les acteurs politiques et économiques pour partager une partie de la gouvernance ont amené notre profession à se fragmenter. Au fil des ans, nous nous sommes repliés sur nous-mêmes, contribuant à nous forger une image d'individualistes, rejetant de façon commode la faute sur les autres. Entre les accords signés ici par certains syndicats, là par d'autres, nous nous sommes faits acteurs d'un pilotage à vue du système de santé. Dans l'effondrement prévisible de ce dernier, nos générations de professionnels de santé portent aussi leur part de responsabilité, leur part de compromission.

Ce temps est révolu. Les jeunes générations nous y incitent. Notre grande consultation de 2015 a montré que les médecins étaient prêts pour le changement, l'espéraient même.

Et c'est parce que je crois que nous sommes collectivement comptables et responsables de notre avenir, de notre système de santé, de l'accès aux soins et de leur qualité que j'ai décidé de porter aujourd'hui nos propositions dans le débat public. D'alerter l'opinion publique des nombreux périls qui guettent notre système de santé, l'un de nos biens les plus précieux.

Tout le travail mené ces dernières années au sein de l'Ordre des médecins nous a permis d'établir un diagnostic précis. J'en présente ici les principales conclusions et pistes d'action, sans avoir la prétention d'épuiser le sujet. J'ai voulu aller à l'essentiel pour mieux souligner l'urgence qui dépasse la mise en œuvre de plans et de réflexions, et exige aujourd'hui l'action.

J'ai aussi voulu dénoncer, pour chaque défi à relever, le double langage que nous tiennent depuis quarante ans trop d'acteurs politiques issus de tous les bords. Les fausses certitudes assénées.

Il est temps de les décoder, de les dépasser.

Il est temps de réagir et d'agir.

Et cette fois-ci, d'agir vraiment.

Des solutions sont à la portée de notre ambition.

1

En finir avec le double langage

Dans cinquante ans, Marianne aura le visage tout ridé. Les Français seront âgés, voire très âgés, et pour beaucoup atteints de maladies chroniques. Il faudra les soigner chez eux, pendant de longues années, avec des prises en charges coûteuses.

Qui prendra soin d'eux ? Comment ?

Pendant des siècles et à dire vrai depuis la Grèce antique d'Hippocrate, nous avons connu la médecine de réparation. Il fallait avant tout soigner les corps. De mieux en mieux, grâce aux découvertes successives : aspirine, pénicilline, ligature artérielle...

Le début de ce XXIe siècle change radicalement la donne. La science médicale et les nouvelles technologies ouvrent le champ des possibles. En matière de diagnostic et de prise en charge, une nouvelle ère s'installe, celle de la médecine augmentée. Allonger la durée de la vie et pourquoi pas – un jour – repousser les limites de la mort... Il ne s'agit plus seulement de réparer le corps, mais de l'améliorer, afin de vivre mieux et plus longtemps. L'objectif n'est plus tant d'organiser pour les patients un parcours de soins (ce qu'on appelle le *cure*) mais un parcours de santé (le *care*[1]).

1. Sur ce sujet, on pourra lire avec intérêt les analyses du Pr Serge Uzan, élu au Conseil national de l'Ordre des médecins.

Sur le papier, on convoque les grands mots. « Prévention », « prise en charge de proximité », « accès aux soins pour tous », autant de sésames devant permettre de relever le défi.

Mais en réalité notre système de santé n'est pas prêt. Pire, il est exsangue.

Depuis quarante ans, il est gouverné selon une logique qui a tout préempté, y compris les valeurs de solidarité.

La dictature des économistes

1974. Premier choc pétrolier. Cet événement mondial relègue brutalement au second plan l'engagement solidaire de notre système de santé. D'aucuns se mettent soudain à évoquer les notions d'« équilibre économique », de « productivité ». Les médecins deviennent suspects, accusés de multiplier les dépenses en délivrant trop de prescriptions. Le monde de la santé tout entier est placé sous surveillance. Décrété fauteur de troubles économiques, il cesse d'être perçu comme un producteur de richesses, de soins et de recherche, pour se transformer en une fabrique de déficits.

L'économie de la santé fait son apparition et ses disciples imposent ce que j'appelle leur « dictature », essaimant dans les cabinets ministériels, la haute Administration, les cercles universitaires et médiatiques. Toute action de gouvernance est marquée du sceau de la « rationalisation ». Un combat brutal s'engage entre l'exigence de solidarité et d'innovations thérapeutiques, et celle de la « maîtrise » des coûts.

Les plans de retour à l'équilibre s'enchaînent. Au rythme d'un par an, ou presque ! Pas moins de vingt-trois sont ainsi présentés entre 1975 et 2008. Chacun portant le nom de « son » ministre. De droite comme de gauche.

Quel secteur a connu autant de plans en quarante ans ?

Certains sont passés à la postérité, tel celui d'Alain Juppé de 1995. La grande majorité d'entre eux ne nous évoque cependant plus grand-chose. Durafour en 1975, Barre en 1976, Barrot en 1979, Bérégovoy en 1982 et 1983, Dufoix en 1985, Séguin en 1986 et 1987, Évin en 1990, Aubry en 1998, Douste-Blazy en 2004, Bertrand en 2006... Autant de plans de « retour à l'équilibre », pris au hasard de la longue liste. Confondante litanie...

Et si le rythme de ces plans ralentit à l'aube des années 2000, c'est parce que les lois de financement de la Sécurité sociale (LFSS) sont instaurées en 1997. Chargées de fixer le « budget » annuel de l'Assurance maladie, des retraites et de la branche famille, elles hébergent quantité de mesures de « rationalisation » et de « maîtrise » des dépenses de santé. Plus besoin de plans, la maison est bien gardée. Ces lois deviennent les marqueurs des demi-mesures à visée économique sans vision de long terme : « Soigner des symptômes en ignorant la maladie. »

Forts de cette logique du tout économique, des décisions sont prises, souvent contradictoires dans le temps, telles que celles de former moins de médecins[1], d'augmenter le nombre d'établissements et de lits en leur sein, puis de les fermer. Tout cela en oubliant à la fois les personnels et la gestion de la pénibilité au travail. Les théoriciens de la maîtrise des coûts montent des

1. Avec le succès que l'on sait, puisque la réduction drastique du numerus clausus a produit la pénurie actuelle de médecins. Voir le chapitre 2.

mécanismes pour contraindre les médecins libéraux à une « régulation » de leur activité, la convention médicale est prise en otage. De même, dans le public, est imposée aux hôpitaux une gestion « à l'activité », la fameuse T2A[1]. Ce nouveau mode de financement des établissements de santé publics et privés fixe le niveau de leurs ressources en fonction de celui de leur activité. La logique de productivité revêt la blouse blanche. Elle passe dans le moindre hôpital, cabinet médical ou la moindre clinique. Tout cela sous couvert d'« optimisation », d'« accréditations » et de « normes ».

Toujours plus de normes, dont l'impact n'est surtout pas évalué.

Officiellement, la priorité reste bien sûr toujours le malade, la qualité et l'accessibilité de l'offre de soins, et la valorisation des professionnels.

Les treize « satrapes » de la République

Un palier supplémentaire est franchi dans les années 2007-2008, lorsque nos gouvernants prennent acte de l'échec de toutes les politiques de régulation menées depuis les années 1970. Tant de plans de « retour à l'équilibre des comptes » mais pour quel résultat ? Les déficits demeurent. Sans compter que les efforts sont balayés à chaque crise économique mondiale. En 2008, le krach financier pèse dramatiquement sur les rentrées de cotisations sociales : le déficit de l'Assurance maladie replongera à 10,6 milliards d'euros en 2009

1. Tarification à l'activité. Mise en place par le plan Hôpital 2007, la « T2A » remplace le système de dotation globale, qui était calé sur le niveau de dépenses des années précédentes.

et 11,6 milliards d'euros en 2010, alors qu'il avait été maintenu aux alentours de 5 milliards les années précédentes[1].

Décision est alors prise de changer d'angle d'attaque : pour atteindre l'équilibre économique, il faut réformer l'organisation de l'offre de soins. Optimiser le système de santé pour le rendre plus vertueux.

En 2008 sont organisés les États généraux de l'organisation de la santé (Egos) par Roselyne Bachelot. Tout le monde se mobilise, un inventaire de la situation est fait. Quelques espoirs renaissent... mais le vainqueur est inattendu. Le jacobinisme l'emporte. On veut réorganiser les soins, mais plutôt que de le faire dans les territoires, on centralise. Tout ceci en s'abritant derrière l'argument précieux de la décentralisation : ce n'est pas le ministère de la Santé qui administrera, mais les vingt-six agences régionales de santé (ARS) qui vont être créées dans la foulée, en 2010, issues de la loi HPST[2]. L'illusion est toutefois de courte durée : très vite, celles-ci se transforment de fait en miniministères de la Santé, s'occupant aussi bien du fonctionnement des établissements que de la qualité des eaux dans leur territoire.

Le regroupement des Régions passant par-là[3], treize directeurs généraux d'ARS (les DGARS, dans le jargon), véritables ministres régionaux, ont aujourd'hui entre leurs mains la démocratie sanitaire de leur territoire, le pouvoir de la décision. Les treize satrapes

1. Source : commission des comptes de la Sécurité sociale.

2. La loi Hôpital, patients, santé et territoires (HPST) a été votée le 21 juillet 2009. Les ARS ont pour objectif d'assurer un « pilotage unifié » de la santé dans chaque région. Elles remplacent les ARH, agences régionales d'hospitalisation.

3. Réforme territoriale votée le 18 juillet 2014, qui fait passer le nombre de régions de 26 à 13.

de la République, ainsi que je les nomme. Si différents les uns des autres, hommes et femmes de qualité individuelle non contestable, mais otages de leurs responsabilités, de leur administration de la politique, et dotés d'une autonomie d'interprétation qui aboutit à des différences significatives entre Régions. Ainsi, là où certains DGARS ont mené des concertations avec les acteurs locaux pour organiser la permanence des soins, d'autres ont imposé purement et simplement leur schéma, créant de véritables disparités majorées plus qu'atténuées depuis la réforme territoriale. Aujourd'hui, par exemple, la garde de nuit entre minuit et 8 heures du matin (dite « en nuit profonde ») est obligatoire dans certaines Régions, mais non dans d'autres. Tandis que les forfaits d'astreinte de garde sont variables. Quand la Région Occitanie a été formée, il a fallu s'arranger de deux types d'organisation, en Midi-Pyrénées et en Languedoc-Roussillon !

Ainsi s'instaure l'ère de l'hyperadministration, totalement dépendante de la qualité des dirigeants et de leur adaptabilité aux territoires qu'ils gèrent... On crée des parcours de soins, on rassemble les médecins libéraux dans des maisons de santé pluridisciplinaires, on leur impose une convention médicale de plus en plus contraignante, on développe des normes et des règles sur les établissements de soins...

Assumer les choix politiques

Les réformes sont toutes présentées comme des impératifs absolus. La « loi » économique est la plus forte, il faut s'y plier. À défaut, le système de santé n'y survivrait pas. La qualité des soins s'en ressentirait.

Injonction paradoxale s'il en est : pour subsister, le système de santé ne doit pas coûter plus cher que ce qu'il produit. Il faut donc le rationaliser, voire le rationner… au risque de le faire mourir à petit feu.

Pourtant, ce sont bien des choix politiques qui ont été faits depuis quarante ans. Pourquoi la santé devrait-elle être « par essence » économiquement équilibrée, quand l'Éducation nationale échappe (fort heureusement !) à cette injonction ? On ne demande pas à l'Éducation nationale de produire des richesses, mais de former les générations futures à la citoyenneté. Pourquoi la santé devrait-elle être le seul pilier de bientraitance républicaine à devoir répondre à l'exigence d'équilibre économique ?

Les ministres, de droite comme de gauche, se sont laissé abuser par ce discours. Parfois de bonne foi. Mais aussi par manque d'anticipation, défaut d'ambition. Défendre un système de santé solidaire nécessitait sans doute de faire preuve d'un esprit franc-tireur, au moment où la France plongeait dans le gouffre des déficits publics. Ceux-ci faisaient les gros titres des journaux. Il aurait fallu faire preuve de courage.

Seul Jack Ralite, ministre de la Santé entre 1981 et 1983, a affirmé haut et fort que la santé devait être avant tout au service du citoyen, quels que soient les problèmes économiques. Tandis que Simone Veil est la première à avoir eu une vision structurante du parcours de soins, au travers de sa politique sur la contraception, et que Xavier Bertrand a compris qu'il fallait relever le numerus clausus, faisant de la formation une priorité.

Mais la logique économique l'a emporté sur tout et tous. Et si les acteurs du système de santé ont tenté, de plus en plus, d'exprimer leur inquiétude durant toutes ces années, ils n'ont jamais été entendus.

La souffrance des soignants

Finalement, on a oublié l'essentiel. Que tout cela est affaire d'humanité. Des femmes et des hommes au service de femmes et d'hommes, voilà ce qu'est avant tout le système de santé !

Et à force d'afficher des objectifs de soins et de bien-être, tout en rationalisant et en administrant à tour de bras, les gouvernants ont placé les professionnels de santé au centre d'une insupportable contradiction. Vécue au quotidien, dans leur chair, celle-ci est devenue de plus en plus douloureuse, pour se transformer en réelle souffrance.

Qu'ils soient libéraux ou hospitaliers, médecins ou infirmiers, étudiants... tous les soignants se sentent aujourd'hui remis en cause dans leurs métiers, leurs savoirs. Leur vocation – exercer une mission de service public – n'est plus reconnue, supplantée par des tâches de coordination, de régulation administrative, de médiation sociale, d'optimisation de coûts...

Proclamés malgré eux agents de la « performance médicale », les soignants s'enfoncent dans une forte crise identitaire. La grande consultation que nous avons menée en 2015 le démontre[1] : 91 % des médecins interrogés estiment que leur mission de service public est mal reconnue, 93 % que le pilotage de la santé par les pouvoirs publics n'est pas satisfaisant, 97 % qu'il y a trop de contraintes réglementaires, économiques et administratives, et 98 % voudraient retrouver du temps pour le soin. Nous ne sommes pas loin de l'unanimité... Dans

1. Enquête réalisée par l'institut Elabe pour le Cnom (Conseil national de l'Ordre des médecins) auprès de 35 000 médecins, en 2015.

le même temps, 86 % sont pessimistes pour l'avenir du système de santé et 74 % pour celui de leur profession.

Toujours en 2015, une étude menée par l'Observatoire régional de la santé du Limousin établissait que 1 médecin sur 3 était en état de souffrance psychique, 1 sur 5 en état d'épuisement professionnel, et 1 sur 10 en situation de burn-out sévère. Un second volet de cette même étude, publié en 2017, classait plus de la moitié des aides-soignants et 40 % des infirmiers dans ce même état de souffrance psychique[1].

Les professionnels de santé font même parfois l'objet de violences, d'agressions. Selon l'Observatoire de la sécurité des praticiens que nous avons mis en place, 968 incidents ont été déclarés en 2016, un chiffre en constante hausse[2]. Les généralistes sont les plus exposés. Des agressions verbales, des menaces, des tentatives de vol, voire des violences physiques… C'est inacceptable.

L'hôpital cristallise les tensions, sur fond de réorganisations permanentes[3]. À quoi doit-il servir aujourd'hui ? Doit-il être un lieu d'accès de soins en proximité, ou bien un lieu où l'on prodigue les soins technologiquement les plus pointus, mais aussi les plus chers ? Il est censé soigner tout le monde, et voilà qu'émergent des débats sur la pertinence de prendre en charge les traitements coûteux de l'hépatite C ou de certains types de cancer. Et ne parlons pas des Ehpad[4], qui ne savent toujours pas ce qu'ils sont, lieux d'hébergement ou de soins…

1. « La souffrance et le burn-out des soignants en Limousin », étude de l'Observatoire régional de la santé du Limousin, 2015.

2. En 2004, le même Observatoire du Cnom recensait 439 déclarations d'incidents.

3. Voir le chapitre 5.

4. Établissement d'hébergement pour personnes âgées dépendantes.

Les médecins libéraux sont de plus en plus ligotés par les règles du système conventionnel. Règles plus ou moins en adéquation avec les normes professionnelles, mais toujours en contradiction avec les réalités de terrain ! On leur donne des objectifs de santé publique, tandis que leur activité est analysée par des critères peu lisibles et peu compréhensibles.

Quant aux établissements privés, ils doivent être à la fois au niveau du public, mais en coûtant moins cher... Ce qui pousse les médecins y exerçant à multiplier les dépassements d'honoraires. On marche sur la tête.

Le malaise des soignants est devenu un objet médiatique. À l'hôpital, en Ehpad[1], en milieu rural, dans les banlieues... Les reportages sur leurs burn-out et leurs dépressions s'étalent à longueur de colonnes dans les journaux et font les audiences des magazines télé. Les soignants y dénoncent leurs conditions de travail. Pour eux, mais surtout pour ce qu'ils font vivre au quotidien aux malades ou aux personnes âgées dont ils s'occupent. Médecins, infirmiers, aides-soignants, tous clament qu'ils n'ont pas choisi leur métier pour faire de l'« abattage ».

Jusqu'à quel point supporterons-nous collectivement ce véritable gâchis humain ?

L'impatience grandissante... des patients

Les patients aussi s'interrogent. Ils ont cru qu'ils pourraient être soignés dans les meilleures conditions en tout point du territoire et à toute heure, qu'ils vivraient de plus en plus longtemps en bonne santé

1. Établissement d'hébergement de personnes âgées dépendantes.

grâce au progrès technologique. Bref, ils ont espéré un « avenir radieux ». Mais qu'ont-ils constaté, au fil des années ? Qu'il était de plus en plus compliqué d'entrer à l'hôpital et d'avoir un rendez-vous rapidement chez un médecin, qu'il n'y avait plus d'infirmier au village ni de kinésithérapeute à 20 kilomètres à la ronde... Alors leur grogne est de plus en plus puissante. Ils financent le système de santé en payant des cotisations et la CSG[1], on leur a expliqué qu'ils avaient droit à un parcours de santé, et les voici aujourd'hui confrontés, dans certaines parties du territoire, à la pénurie de certaines spécialités médicales et paramédicales.

Dans une société de l'immédiateté, cette situation est intolérable. Maintenant que les magasins restent ouverts le dimanche, le patient ne comprend pas devoir attendre six mois pour obtenir un rendez-vous chez un ophtalmologue. Et cela même si cela fait plusieurs mois qu'il constate que ses lunettes ne sont plus adaptées, et qu'il sait qu'il aurait dû décrocher son téléphone bien plus tôt !

Et pourtant, ils n'en ont pas fini avec les délais d'attente. L'*Atlas de la démographie médicale* que nous avons publié en octobre 2017[2] le démontre bien : les 216 000 médecins exerçant aujourd'hui en France sont mal répartis sur le territoire, et ces déséquilibres territoriaux vont encore s'amplifier, pour atteindre leur pic en 2025.

Dans plus de la moitié des départements français, l'évolution du nombre des médecins depuis dix ans a été déconnectée de celle du nombre de personnes à

1. Contribution sociale généralisée.

2. Consultable sur le site internet de l'Ordre des médecins : www.conseil-national.medecin.fr

soigner. Dans 45 départements, le nombre de médecins a baissé alors même que la population y a augmenté. Dans 13 autres départements, leur nombre a cru, mais dans une moindre proportion que la population.

Par ailleurs, le nombre global des généralistes (un peu plus de 88 000) est en baisse : – 9 % entre 2007 et 2017. Toute la France est touchée, cette fois : 93 départements ont moins de généralistes qu'il y a dix ans. Et la tendance devrait encore s'accentuer puisque 28 % des généralistes en exercice ont 60 ans ou plus (contre 8,6 % en 2007). Ce sont les « gros bataillons » de médecins formés dans les années 1980... qui partiront bientôt à la retraite.

De même, les patients attendent toujours d'avoir un « dossier médical partagé ». Voilà près de quinze ans déjà que les pouvoirs publics leur ont promis ce carnet de santé dématérialisé devant rassembler tous leurs documents, analyses et examens. Lancé en grande pompe par Philippe Douste-Blazy en 2004 sous le nom de « dossier médical personnalisé », cet outil a été présenté comme LA solution miracle pour des soins coordonnés de qualité. Après moult péripéties, ce DMP en est encore au stade de l'expérimentation, ne concernant que quelques centaines de milliers d'assurés sociaux. Pourtant, cet outil pourrait contribuer de façon formidable au partage de l'information et au décloisonnement du système de santé. Il devrait être attribué de façon automatique à chaque assuré social.

Transformé en « dossier médical partagé » par la loi de modernisation de notre système de santé[1], il

1. Loi du 26 janvier 2016, dite « de modernisation de notre système de santé ».

doit en principe être déployé par l'Assurance maladie d'ici à la fin de l'année 2018. Promis, juré... Peut-on y croire encore ?

Certainement pas les patients !

La déprime des élus locaux

Les élus locaux voudraient tant agir contre les déserts médicaux... mais ils n'y peuvent pas grand-chose. Ils n'ont pas été écoutés lorsque, dans les années 1990, ils ont commencé à évoquer les problématiques d'accès et d'organisation des soins dans leurs territoires.

Voyant leur population vieillir, maires et élus locaux ont souvent tout fait pour attirer dans leur commune de jeunes couples avec enfants. Mais ils n'ont pu empêcher la fermeture de leurs établissements ni le départ de leurs médecins à la retraite... Certains ont tenté de réagir et se sont lancés dans de grands travaux immobiliers pour pouvoir proposer des bâtiments flambant neufs à des professions de santé. Mais cela n'a pas suffi. Personne n'est venu s'installer de façon durable.

Aujourd'hui, alors que s'amplifie la désertification des centres-villes et la périurbanisation, quelle offre de soins ces élus peuvent-ils proposer à leurs populations ? Avec quels moyens ?

Entre le monde politique local et les agences régionales de santé, la défiance s'est installée. Les maires ont été exclus du jeu dans les années 2010 en perdant la présidence des conseils d'administration des hôpitaux[1].

1. Les maires présidaient les hôpitaux publics avant la loi HPST de 2009, qui les a relégués dans le conseil de surveillance (collège des collectivités territoriales).

Depuis, ils souffrent eux aussi des contradictions du système. Les conseils départementaux et régionaux réclament que leur soit confiée une responsabilité santé. En vain : il y a les ARS.

Tous sont bien seuls face à la colère de leurs administrés et électeurs.

Le choc démographique

On vit de plus en plus vieux, et c'est tant mieux. L'espérance de vie d'un bébé né en France en 2016 est de 79,4 ans pour un garçon et de 85,4 ans pour une fille. Toujours en 2016, l'espérance de vie à 65 ans est de 19,4 ans pour un homme et de 23,3 ans pour une femme[1]. En 1946, l'espérance de vie à la naissance était de 59,9 ans pour les hommes et de 65,2 ans pour les femmes[2]. En soixante-dix ans, les Français ont gagné vingt ans !

Cette bonne nouvelle est bien sûr liée aux progrès technologiques médicaux enregistrés durant la même période pour soigner les cancers, les maladies cardiovasculaires, assurer une meilleure sécurité des accouchements, un meilleur suivi gynécologique. Des progrès liés aussi à une meilleure immunologie du fait de la couverture vaccinale. Elle aura des effets massifs dans les prochaines décennies. En 2070, nous aurons dix fois plus de centenaires qu'aujourd'hui et un tiers de la population aura plus de 65 ans[3].

1. Source : Institut national d'études démographiques (Ined).

2. Source : Institut national de la statistique et des études économiques (Insee).

3. Soit 270 000 centenaires. Aujourd'hui, les plus de 65 ans représentent 18,8 % de la population française. Source : Insee, 2016.

Ce papy-boom (ou plutôt ce mamy-boom) influence déjà profondément notre système de santé. Plus on offre de la longévité, plus on transforme en maladies chroniques des affections qui tuaient de façon précoce. Dans la société romaine antique, la première cause de mortalité pour les femmes était l'accouchement et la deuxième le cancer du sein. Des reines de France sont mortes de cette maladie. Aujourd'hui, on vit de plus en plus longtemps avec un cancer.

Près de 20 millions de Français souffrent aujourd'hui de maladies chroniques[1]. Leur nombre ne cesse d'augmenter. Beaucoup de maladies, mieux soignées, se transforment en affections de longue durée... Qu'en sera-t-il dans dix, vingt, ou trente ans ? La CnamTS[2] a déjà fait ses calculs : entre 2015 et 2020, 548 000 Français de plus souffriront de maladies chroniques. Un demi-million en cinq ans... Et aucune raison que la tendance ralentisse. Au contraire.

La société a créé le mythe de la personne âgée bien portante, valide. Une personne dont la seule angoisse dans la vie serait de savoir quelle croisière elle va faire ! Parfaite caricature... La vieillesse n'est pas cet eldorado dépeint par les brochures publicitaires. Je le constate au quotidien auprès de mes patients : les personnes âgées ne sont pas toutes en possession de leurs moyens physiques et de leurs capacités intellectuelles, qui plus est avec les moyens financiers adéquats pour agir.

La vieillesse est souvent liée à la dépendance et à la précarité, voire à la pauvreté. Les personnes âgées

1. Source : ministère de la Santé.

2. Caisse nationale d'Assurance maladie des travailleurs salariés (CnamTS). Étude dévoilée le 31 mai 2017.

dépendantes sont près de 1,3 million aujourd'hui en France[1]. Elles seront deux fois plus nombreuses en 2060[2]. Atteintes pour beaucoup des maladies d'Alzheimer et de Parkinson, d'ostéoporose, de troubles sensoriels... elles sont souvent seules en plus de tout cela.

Les Petits Frères des pauvres le dénoncent tous les ans, à l'occasion de la Journée internationale des personnes âgées (le 1er octobre), près de 300 000 Français de plus de 60 ans sont en « situation de mort sociale » (elles ne rencontrent quasiment jamais ou très rarement d'autres personnes), soit l'« équivalent d'une ville comme Nantes ». Le plus souvent des femmes de plus de 75 ans aux revenus modestes.

Face à ces multiples défis, que faire ? Pour les individus comme pour la collectivité, toutes ces questions sont devenues autant de sujets d'angoisse. Peur entretenue, d'ailleurs, par les assureurs, qui voient là un juteux marché d'avenir. Selon l'Insee[3], la prise en charge des personnes âgées dépendantes par les pouvoirs publics et les ménages a coûté 34,2 milliards d'euros en 2014. Et elle pèsera plus de 50 milliards d'euros en 2060. La part restant à la charge des ménages passant de 25 à 30 %.

La réponse politique, elle, consiste à vouloir organiser les soins autour du maintien à domicile. Cela coûte moins cher et – bonne nouvelle – correspond au souhait des Français. Plus de 80 % d'entre eux veulent vieillir

1. *Les Chiffres clés 2017 de l'aide à l'autonomie*, Caisse nationale de solidarité pour l'autonomie (CNSA).

2. Projection établie selon les estimations d'une étude de la Drees (direction de la Recherche, des Études, de l'Évaluation et des Statistiques) de 2011, communément reprise dès lors.

3. Collection « Insee références », mars 2017.

à domicile, selon les enquêtes effectuées régulièrement sur le sujet.

Pourtant, la charge du maintien à domicile est aujourd'hui bien lourde pour les familles. Financière, d'abord : l'aide apportée par les proches représente 6 milliards d'euros par an[1]. Mais surtout physique et morale. Plus de huit millions de nos concitoyens sont aidants familiaux, dont la moitié auprès de plus de 60 ans[2]. Des proches corvéables à merci, souvent épuisés et sujets eux-mêmes à des troubles de santé. Des femmes, le plus souvent.

Quelle action politique aujourd'hui ?

Comment, dans ces conditions, espérer passer sans heurts ni dommages d'une société du traitement de la maladie aiguë à une société de la prise en charge de la maladie chronique ? Comment s'engager dans cette révolution avec un système de santé en pleine crise identitaire ? Et cela alors que nos gouvernants restent concentrés sur leur objectif de contenir l'évolution des dépenses de santé à environ 2 % par an[3].

Certes, la ministre des Solidarités et de la Santé, Agnès Buzyn, reconnaît « qu'il n'y a pas assez de choix courageux qui ont été faits par le passé », et dit vouloir « transformer les choses en profondeur[4] ».

1. Chiffre cité lors du débat sur la perte d'autonomie organisé en janvier 2016 par l'Ocirp, France Info, LCP et *Le Monde*.

2. Chiffres CNSA.

3. L'objectif national de dépenses d'Assurance maladie a été fixé à 2,3 % pour 2018 (objectif voté dans la loi de financement de la Sécurité sociale pour 2018).

4. Interview parue dans *Libération*, 11 décembre 2017.

La Stratégie nationale de santé[1], feuille de route du gouvernement pour le quinquennat, affiche ainsi une volonté de faire autrement, qui tient beaucoup à la personnalité de la ministre. Cela envoie de bons signaux. Mais cette « stratégie » ne démontre pas, hélas, l'ambition d'une grande réforme structurante.

Cependant, et bien que la ministre des Solidarités et de la Santé évoque la formation comme étant le « socle » de toute son action, nous constatons que la stratégie gouvernementale ne compte que quatre axes : la formation n'en est pas un. Ce point était pour nous, Ordre des médecins, une condition *sine qua non* pour de vrais changements en profondeur.

Au moment où nous rédigeons les dernières lignes de cet ouvrage, nous avons entendu avec satisfaction le Premier ministre, Édouard Philippe, et la ministre des Solidarités et de la Santé, Agnès Buzyn, affirmer enfin qu'une réforme globale est nécessaire, annonçant une nouvelle « stratégie de transformation du système de santé ». Si cette prise de conscience nous semble méritoire, nous devons rester vigilants sur une concertation et une réflexion qui remplaceraient l'action. L'urgence demeure entière ! Il va falloir agir, agir rapidement, et sortir de l'incantation.

Ainsi en est-il du très à la mode « virage ambulatoire », que nos pouvoirs publics voudraient faire prendre au système de santé. L'idée (inventée par nos amis québécois dans les années 1990) est de favoriser

1. Fixée pour la période 2018-2022 et publiée par décret le 31 décembre 2017, la Stratégie nationale de santé détermine le cadre de la politique de santé. Quatre axes ont été retenus : donner la priorité à la prévention, lutter contre les inégalités sociales et territoriales d'accès à la santé, garantir la pertinence et la qualité des soins, soutenir la recherche et réaffirmer la place des usagers.

les soins à domicile, grâce à des interventions coordonnées et concertées des professionnels de santé, médecins libéraux, établissements hospitaliers, médico-sociaux et sociaux.

Mis en place par la loi de modernisation de notre système de santé, le « virage ambulatoire » doit permettre de concentrer les efforts sur les soins de proximité. Nos gouvernants estimant que l'hôpital, qui était « remarquable pour traiter les épisodes aigus d'une pathologie, devient trop complexe, trop cloisonné au moment de soigner dans la durée des personnes vieillissantes ou atteintes de maladies chroniques[1] ». Exit le « tout hôpital », place à la coordination des parcours de santé.

Si, sur le fond, je partage cet objectif, j'en conteste la méthode : il est impossible de demander, du jour au lendemain, de démultiplier les capacités d'hospitalisation à domicile et de remettre des soignants partout, sans procéder à une grande réforme structurelle. À défaut, nous ne poserions que des cataplasmes. Comme celui d'autoriser la « délégation de compétences » dans les déserts médicaux, qui permettrait à des médecins de confier des tâches médicales à d'autres soignants. L'infirmier ferait ainsi la glycémie ou l'électrocardiogramme, le kinésithérapeute prendrait en charge un malade à sa sortie d'hôpital, etc. Sur ce point, notre réponse est claire : ce n'est pas en découpant des petits morceaux d'un métier pour les donner à celui d'à côté que l'on va trouver des solutions dignes et acceptables qui permettront un accès aux soins pour tous ! La responsabilité du médecin doit rester inchangée, ce n'est

1. « Parcours de santé, de soins et de vie », site internet du ministère des Solidarités et de la Santé.

pas aux autres professions de santé de l'assumer. Et il serait indigne de faire peser sur 130 000 infirmières et infirmiers libéraux la charge de la proximité. Il faut aujourd'hui promouvoir les contenus des métiers dans des champs de compétences partagées.

Cessons tous ces bricolages de fortune ! Finissons-en avec ce double langage !

En réalité, j'en suis persuadé : pour construire un système de santé de proximité qui respecte les valeurs de solidarité et de bientraitance, redonne confiance aux patients et aux soignants, et réponde aux défis du XXIe siècle, des solutions autrement plus ambitieuses et pérennes sont possibles.

En voici quelques-unes.

2

On nous dit :
« Il faut former plus de médecins. »
Il faut surtout les former autrement !

Cent treize jours d'attente pour pouvoir consulter un ophtalmologue en ville, 68 jours pour un gynécologue... Le délai moyen d'obtention d'un rendez-vous chez un médecin spécialiste n'en finit plus d'augmenter : plus de 60 jours désormais, 13 jours de plus qu'en 2012[1] ! Des chiffres qui suscitent un émoi bien compréhensible chez nos concitoyens. Insupportable en 2018, à l'heure de l'immédiateté, et dans la cinquième puissance mondiale !

Pourquoi ne sommes-nous pas capables de former le bon nombre de médecins en France ? Le nombre qui correspondrait à nos besoins dans chaque campagne, dans chaque ville, dans chaque banlieue ? Celui qui permettrait à chaque Français d'avoir accès aux soins, où qu'il soit ? Et, question corollaire : pourquoi n'a-t-on pas mieux anticipé, il y a dix ou quinze ans ?

L'objectif ne semble pourtant pas très compliqué à atteindre : les prévisions démographiques de l'Insee étant fiables, les statisticiens sont en capacité de prévoir

1. « L'observatoire de l'accès aux soins », Ifop/cabinet Jalma, cité dans *Le Figaro* du 23 mars 2017.

l'évolution de la population sur une période de dix ou vingt ans, y compris par tranches d'âge. Le numerus clausus fixé par les gouvernements, qui détermine le nombre d'étudiants admis en deuxième année d'études de médecine, d'odontologie, de pharmacie et de maïeutique (sages-femmes), et qui par conséquent décide du nombre de ces futurs praticiens, pourrait donc facilement être adapté.

Alors ? Pourquoi de tels déséquilibres aujourd'hui ? Comment en est-on arrivé là ? La réponse est hélas simple : depuis trente ans, les questions budgétaires ont préempté tout le débat sur le nombre de médecins à former.

« Vingt mille médecins en trop »…

Depuis sa création, en 1971, le numerus clausus a varié du simple au double. À l'époque, il est d'environ 8 500 places. Il atteint un niveau maximal de 8 600 places en 1977, avant d'entamer une inexorable descente, jusqu'à son minimum – 3 500 places – en 1993.

Jusqu'à l'an 2000, il reste en dessous de 4 000 places, pour remonter chaque année un peu plus : 7 400 en 2010, 7 633 en 2016, 8 124 en 2017, et enfin 8 205 places en 2018.

Les années 1990 ont donc été une période où l'on a formé très peu de médecins. Deux fois moins qu'aujourd'hui. Or, le début de cette décennie est marqué par un contexte économique difficile – 1993 est une année de récession. Le débat sur le déficit de la Sécurité sociale prend une ampleur inédite. Le point d'orgue sera atteint avec les fameuses ordonnances Juppé de 1995. Les dépenses d'Assurance maladie sont scrutées à la loupe.

On parle de « dérapage », d'« explosion ». Et une idée se répand : celle que leur niveau est directement lié au nombre de médecins. Plus ils sont nombreux, et plus le total des prescriptions médicales est élevé, explique-t-on. L'offre crée la demande. Les médecins sont vus comme des prescripteurs incontrôlables de soins et de médicaments. Pour baisser les dépenses d'Assurance maladie, il faut donc baisser le nombre de médecins. CQFD.

Les plus farouches défenseurs de cette thèse seront les directeurs de la Caisse nationale d'Assurance maladie et les ministres en charge des Affaires sociales qui se succèdent entre 1988 et 2004. La plupart estiment qu'il y a près de « 20 000 médecins en trop[1] ». Au nom de cette théorie, on ferme le robinet en amont, en abaissant le numerus clausus à 3 500. Et on crée un mécanisme de cessation anticipée d'activité, le Mica[2], qui encourage les médecins à partir à la retraite dès 58 ans, au lieu de 65 ans.

Les spécialistes des questions budgétaires jubilent : grâce à eux, la hausse des dépenses de santé va enfin ralentir. Tout juste s'ils n'ont pas sauvé la Sécu ! En réalité, ils n'ont fait que creuser le sillon de la pénurie actuelle de médecins... sans aucun effet sur l'évolution des dépenses d'assurance maladie, qui continuent leur inexorable progression. En témoigne la succession de déficits de la branche maladie, chaque année. Jusqu'à plus de 10 milliards d'euros en 2003, 2004, 2009 et 2010[3] ! Finalement, la seule conséquence de cette poli-

1. Estimation du sureffectif de médecins par le directeur de la Caisse nationale d'Assurance maladie, Gilles Johanet, dans une interview parue dans *Les Échos*, 18 juillet 1991.

2. Dispositif créé en 1988 et renforcé en 1997.

3. « Les chiffres clés de la Sécurité sociale 2016 », direction de la Sécurité sociale, édition 2017.

tique sera de contraindre les gouvernements suivants, à partir des années 2000, à faire machine arrière toute, en remontant peu à peu le numerus clausus à plus de 8 000, en demandant aux médecins installés de prolonger leur activité et en supprimant le Mica[1]...

Faut-il faire plus encore ? Tranchons tout de suite la bataille des chiffres : il me semblerait, pour ma part, raisonnable de former 9 000 médecins par an, afin de tenir compte à la fois de l'évolution des besoins de santé dans dix ou quinze ans et du nécessaire renouvellement de la grosse cohorte de médecins ayant commencé leur carrière dans les années 1980.

Mais – et c'est là le point le plus important – aura-t-on tout réglé, une fois ce nouveau seuil atteint ? Pas du tout ! Notamment parce que le numerus clausus est un outil de plus en plus contournable et contourné. Je pense, bien sûr, aux quelque 25 000 médecins qui exercent aujourd'hui avec un diplôme non français[2]. Mais aussi à une autre catégorie, moins connue, celle des médecins diplômés en France, qui ont effectué la majeure partie de leurs études dans un autre pays européen. Car si un étudiant qui a échoué deux fois au concours d'entrée de première année ne peut plus faire d'études de médecine dans l'Hexagone, il a en revanche le droit de tenter sa chance dans un autre pays de l'Union européenne. Certains de nos compatriotes entament ainsi des études de médecine en Espagne, en Italie ou en Belgique, et depuis peu dans les anciens pays de l'Europe de l'Est. Ils y effectuent les deux premiers

1. Projet de loi de financement de la Sécurité sociale pour 2003.

2. Au 1er janvier 2017, la France comptait 26 805 médecins titulaires d'un diplôme obtenu à l'étranger, dont 22 619 exerçant de façon régulière, selon l'étude sur les flux migratoires du Cnom publiée en octobre 2017.

cycles, et reviennent passer ici les épreuves classantes nationales (ECN), porte d'entrée du troisième cycle du cursus. Ainsi peuvent-ils en fin de compte obtenir un diplôme français de médecine, alors même qu'ils ont effectué 60 % de leurs études dans un autre pays ! Le nombre de ces étudiants – quelques centaines de personnes – est en hausse chaque année[1]. Dès lors, on peut toujours fixer une limite au nombre de médecins formés tous les ans, le filet a de larges trous...

Au-delà, regardons les choses en face : vouloir lutter contre la pénurie de médecins en actionnant le seul outil du numerus clausus est un leurre. N'en déplaise aux politiques, qui tentent de faire croire à leurs électeurs que la case est cochée. Car pendant que l'on s'interroge sur le niveau du numerus clausus, que certains même réclament de le supprimer, qui s'attaque au vrai problème ? Qui agit pour assurer une répartition géographique des médecins plus harmonieuse sur le territoire ?

J'en suis persuadé, le vrai enjeu est ailleurs : il faut cesser de « produire » des internes dans le seul objectif de faire tourner les services des hôpitaux. Et former enfin des médecins pour les patients et les territoires ! Cela va de soi ? C'est pourtant ce que l'on ne fait pas depuis des années... sans doute parce que cela entraînerait une petite révolution dans le monde médical.

1. Le Centre national de gestion (CNG) des praticiens hospitaliers et des personnels de direction de la fonction publique hospitalière dénombrait 335 « étudiants européens des universités européennes » ayant passé l'ECN en 2016. Si le CNG ne spécifie pas la nationalité de ces étudiants, on peut imaginer que les Français forment la majorité de cette cohorte. Ils représentaient 4,8 % des candidats en 2016, avec un nombre sans cesse en hausse : + 193 % entre 2011 et 2016. Source : CNG, rapport d'activité 2016.

Il s'agirait alors d'arrêter de considérer l'hôpital universitaire comme le seul endroit d'apprentissage de l'exercice de la médecine. Et d'ouvrir les possibilités de stages ailleurs : en dispensaire, en cabinet médical, dans un hôpital local, en clinique…

Réformer de façon très profonde les études de médecine : voilà la vraie urgence.

Libéral ou hospitalier : tous médecins !

Pour sortir la formation des médecins de sa logique purement universitaire, il est urgent de repenser l'ensemble des trois cycles qui composent les études médicales : les trois premières années d'apprentissage général, les trois suivantes d'instruction médicale plus poussée (ancien externat) et enfin l'internat de médecine, d'une durée de trois à cinq ans.

Commençons par le premier cycle. Celui-ci doit bien sûr rester ce qu'il est : le temps de la découverte des sciences fondamentales inhérentes au métier de médecin. Pourtant, puisque cette période est réservée aux apprentissages généraux, elle gagnerait à être commune à tous les étudiants se préparant aux métiers de la santé, quels qu'ils soient.

Il est indispensable que tous les apprentis médecins, infirmiers, pédicures-podologues, pharmaciens, sages-femmes, masseurs-kinésithérapeutes et dentistes aient, pendant les deux premières années de leurs études, un socle commun. La première année commune aux études de santé (Paces) rassemble déjà, depuis 2010, les étudiants en médecine, dentaire, pharmacie et maïeutique, avec des modules spécifiques à chaque spécialité. La logique serait identique, mais élargie. D'une part à trois années communes, au lieu d'une. Et d'autre part à toutes les professions de santé citées plus haut.

Tous ces étudiants travailleront un jour en équipe. Ils doivent donc apprendre les mêmes fondamentaux ensemble, côte à côte. Non seulement en amphi, *via* les cours théoriques. Mais aussi lors de stages, afin d'avoir une approche aussi concrète que possible des multiples métiers du secteur. Un futur chirurgien doit savoir ce que c'est qu'être infirmier, et un masseur-kinésithérapeute ce que c'est qu'être généraliste.

Prenons l'exemple d'un étudiant en deuxième année de médecine. Il a 20 ans, envie d'être médecin, ne sait pas encore dans quelle spécialité ni où, mais il sait qu'il veut soigner, être au contact des gens. Pour l'instant, sa connaissance concrète du monde médical est des plus limitées. Mais ses stages vont lui permettre de découvrir le quotidien de professionnels. Et plus tôt on lui apprendra quelle est la pratique d'un infirmier, d'un podologue, d'un kiné, et quelles sont ses contraintes, mieux on imprimera dans sa conscience professionnelle encore naissante le fait qu'eux et lui travaillent tous ensemble au même objectif : celui de prendre en charge les patients de la meilleure façon qui soit.

Enfin, il faut changer la nature du concours de la première année commune aux études de santé, pour ne plus laisser sur le bord du chemin les étudiants collés. Dans la veine de quelques expérimentations en cours, notamment à Angers, mon ancienne faculté de médecine, où le parcours « PluriPASS[1] » permet aux

1. Cursus pluridisciplinaire commun aux études de santé, « PluriPASS » a remplacé la Paces en 2015. Ce parcours propose aux étudiants d'aborder les études de santé en sortant d'une logique strictement orientée autour du concours et de les former durablement à trois grands champs disciplinaires : sciences de la vie, sciences de l'ingénieur, sciences humaines

étudiants recalés de pouvoir continuer en troisième année de licence dans une autre filière universitaire. Ces expérimentations sont à mettre en œuvre au plus vite sur le territoire national.

Une fois son premier cycle achevé, notre étudiant en médecine commence trois nouvelles années, dont l'objectif est de préparer le mieux possible les épreuves classantes nationales, porte d'entrée actuelle du troisième cycle.

Ce deuxième cycle doit être un temps où les étudiants apprennent concrètement ce que signifie « exercer » la profession de médecin en France. Un temps « professionnalisant ». Aujourd'hui, l'étudiant en médecine étudie déjà les bases de son futur métier : la clinique, la thérapeutique, le diagnostic. Il apprend aussi la pneumologie, la dermatologie, l'obstétrique... Un gros travail d'apprentissage, essentiel, mais qui pourrait être utilement complété.

Car, après trois années d'études générales, l'étudiant de médecine n'a toujours qu'une idée imprécise du monde de la santé. Il pourrait donc faire plus ample connaissance avec ce qui constituera son environnement professionnel. Apprendre ce qu'est un médecin dans le système de santé français : libéral, hospitalier, médecin-conseil de la Sécurité sociale... Ce qu'est le service public, une convention médicale, un règlement intérieur d'hôpital... Ou encore ce qu'est la déontologie, les relations avec les patients, l'humanisme en médecine, le rôle de l'Ordre, la responsabilité juridique...

---

et sociales. Il prépare à plusieurs licences de l'université d'Angers et de l'université du Maine, et permet aussi de se diriger vers des filières d'ingénieurs.

Aujourd'hui, ces apprentissages sont réduits à leur portion congrue : au prétexte que trois ou quatre heures d'enseignement sont inscrites au programme, l'Université affirme que cette mission est accomplie. Mais elle ne fait que cocher les cases, c'est tout ! D'autant que ces formations ne comptent pas aux épreuves classantes nationales – c'est dire leur succès auprès des étudiants...

Le deuxième cycle reste encore trop « universitaro-médico-médical ». Il faut lui donner plus d'ambition, et l'ouvrir sur la société. Le réformer profondément. C'est une urgence. Nous partageons sur le sujet les réflexions du monde universitaire.

De même, les stages de quatrième, cinquième et sixième années ne doivent pas se limiter à l'apprentissage de la cardio, de l'obstétrique, de la pédiatrie, de la pneumologie ou encore de la rhumatologie dans les services concernés d'un centre hospitalier universitaire. L'étudiant en deuxième cycle doit aussi pouvoir appréhender ces spécialités *via* d'autres modes d'exercice : en clinique, en cabinet, en hôpital local, en maison de santé, etc. Ainsi pourra-t-il découvrir concrètement les multiples facettes de son futur métier. Tester ses goûts pour telle ou telle pratique, dans tel ou tel environnement. Et commencer à se forger un projet professionnel, pour arriver aux fameuses épreuves classantes nationales, en fin de deuxième cycle, avec des idées plus précises sur son avenir.

En finir avec la loterie des ECN

Ces épreuves classantes nationales – appelées communément ECN – méritent elles aussi d'être réformées. Elles constituent aujourd'hui une barrière terriblement angoissante pour les étudiants, en plus d'être profondément injuste.

Au bout des six premières années d'études, pendant lesquelles il a bûché comme un fou, l'étudiant doit en théorie choisir à la fois sa spécialité et où il va s'y former. En réalité, il ne va pas « choisir » grand-chose. Ce choix sera fait en fonction de son rang de classement aux ECN. Donc fondé sur sa réussite – ou non – à ces épreuves, quelles qu'aient été la qualité et la motivation de son parcours au cours des années précédentes.

L'injustice du système est flagrante. Pour l'illustrer, il suffit de rappeler la scandaleuse annulation de certaines des épreuves parisiennes en juin 2017. Les épreuves se sont déroulées normalement les deux premiers jours. Puis, entre le deuxième et le troisième jour, les étudiants ont appris que les épreuves du premier jour étaient annulées, au motif que deux des sujets avaient déjà été proposés dans les sessions d'entraînement. Les étudiants ont donc dû plancher de nouveau. Prévenus le matin même pour l'après-midi.

Imaginons un étudiant qui avait bien réussi le premier jour et qui, sous le coup de la fatigue, rate complètement le sujet proposé lors de cette épreuve supplémentaire. Résultat, il finit 5 375ᵉ aux ECN, alors qu'il espérait bien terminer dans les 1 000 premiers. Tout est remis en cause. Il voulait se spécialiser en onco-pédiatrie à Lyon : s'il avait fini dans les millièmes, il avait de bonnes chances, mais à la 5 375ᵉ place, il n'en a plus aucune. Son projet professionnel part en fumée, alors même qu'il a réalisé un excellent parcours pendant son deuxième cycle ! Résultat : il est contraint d'opter pour une autre spécialité. Ou bien de s'inscrire en onco-pédiatrie ailleurs qu'à Lyon, dans une région qu'il n'a pas choisie. S'il y parvient, ce qui n'est même pas certain, vu son classement...

Cet effet couperet doit être supprimé. En plus d'être constituées d'épreuves de connaissances théoriques, les ECN doivent pouvoir valider l'acquisition des compétences tout au long du deuxième cycle, à la manière d'un contrôle continu. Ces deux éléments constituant la note globale qui permettra d'être classé.

Je propose par ailleurs que les épreuves ne soient plus uniquement fondées sur les connaissances théoriques, mais aussi sur un suivi régulier des apprentissages de l'étudiant, de ses compétences acquises durant les stages. Qu'elles soient organisées Région par Région (bien sûr selon des règles nationales). Que l'on revienne, en quelque sorte, à la logique du concours d'internat d'il y a quelques années, quand l'étudiant pouvait en passer trois où il le souhaitait, et choisir ensuite d'aller là où il avait la possibilité de construire au mieux son projet professionnel.

Les Régions pourraient, de leur côté, affiner le nombre de postes ouverts par spécialité. Et le déterminer non pas en fonction du nombre de spécialistes que requiert leur hôpital universitaire (ce qui est le cas aujourd'hui), mais en fonction des besoins globaux en médecins identifiés pour les prochaines années, spécialité par spécialité, sur l'ensemble de leur territoire.

Ainsi, avec une telle réforme des ECN, nous aurions non seulement un moyen de rendre moins injustes ces épreuves pour les étudiants, de maximiser leurs chances de réaliser leur projet professionnel, mais aussi la possibilité de mieux adapter la démographie médicale d'une région à sa population. Les doyens en sont conscients, reste à convaincre les ministères compétents (Santé, Enseignement et Recherche).

Sortir de l'hôpital universitaire

Enfin, le troisième cycle. Celui de la professionnalisation. L'étudiant devient interne. Il va désormais pouvoir étudier la spécialité qu'il a choisie. Entre trois et cinq ans, selon les cas. Il en apprendra les bases fondamentales, les techniques. Au bout de trois années, il pourra passer sa thèse. À la suite de quoi il sera considéré comme « docteur junior » à l'hôpital et aura le droit de prescrire, puis obtiendra son diplôme d'études spécialisées. Il pourra encore se former une année de plus dans une hyperspécialité. Par exemple, en cardiologie interventionnelle. Et enfin, au bout d'une dizaine d'années d'études, commencer à exercer.

Exercer, fort bien ! Mais où ? et comment ? Spontanément, l'étudiant s'oriente vers l'hôpital universitaire : il y a été formé, y a fait tous ses stages obligatoires ; difficile pour lui de se projeter ailleurs, professionnellement.

C'est la raison pour laquelle le troisième cycle doit lui aussi évoluer : si notre jeune médecin avait effectué certains de ses stages à l'hôpital général du département voisin, en clinique, ou en cabinet, il aurait déjà pu appréhender concrètement ces modes d'exercice. Il aurait pu commencer à réfléchir à un parcours professionnel, dans une ville ou un village donné, qu'il aurait appris à connaître. Il aurait aussi peut-être déjà rencontré les professionnels de santé exerçant dans ce territoire, appris à connaître les réseaux de soins, les urgences cardiologiques, commencé à travailler avec les uns et les autres... Bref, il aurait pu se projeter, et peut-être imaginer son installation dans cette ville ou ce village.

Il faut donc en finir avec l'idée que le *nec plus ultra* est de former des médecins dans les hôpitaux universitaires.

Cela vaut en particulier pour les généralistes, pour lesquels on navigue aujourd'hui en plein paradoxe : internes en médecine générale, ils sont formés à l'hôpital universitaire alors que la grande majorité d'entre eux exercera en libéral ! Il faudrait plutôt développer les stages en médecine de ville. Aujourd'hui, ceux-ci sont possibles, mais rares, faute d'un nombre suffisant de maîtres de stage : d'une part parce qu'il faut remplir des conditions drastiques pour y prétendre, et d'autre part parce qu'aucun dédommagement n'est prévu pour le temps passé à encadrer l'interne en dehors d'une indemnité forfaitaire mensuelle.

Scientifiques ou humanistes, qui former ?

Chaque année, près de 60 000 jeunes se présentent au concours d'entrée à la Paces[1]. En 2018, seuls 13 523 d'entre eux seront admis en deuxième année : 8 205 en médecine, 1 203 en dentaire, 3 124 en pharmacie, 991 pour la maïeutique[2].

Le taux d'échec est énorme. Seuls sont sélectionnés les meilleurs élèves scientifiques. Depuis les années 1970, on considère que, pour être médecin, il faut d'abord avoir une capacité d'apprentissage théorique très importante. Partant du principe que des bacheliers scientifiques ayant de très bons résultats scolaires apprendraient

1. 59 753 inscrits à la rentrée de 2017.

2. Arrêtés ministériels publiés au *Journal officiel* du 30 décembre 2017.

plus rapidement que les autres les bases du métier, le concours a favorisé au fil des ans les étudiants dotés d'un bac S avec mention bien ou très bien. C'est le cas de 90 % des inscrits en Paces[1].

À mon époque, les scientifiques n'étaient pas à ce point favorisés. À la faculté de médecine d'Angers, la major de ma promotion était une jeune femme avec un bac littéraire. C'était déjà une exception à l'époque. C'est aujourd'hui devenu une quasi-impossibilité !

Bien sûr, des expérimentations permettent aux étudiants ayant une licence dans une autre filière universitaire d'intégrer directement une faculté de médecine en deuxième année, après passage devant un jury. Ce sont les filières « Alter-Paces », mises en œuvre dans une dizaine de facultés. Quelque 350 étudiants[2] sont admis par cette procédure chaque année. Mais cela n'est qu'un alibi, qui permet d'affirmer sans trop de remise en cause que l'on diversifie le recrutement… alors que l'on ne fait que créer une voie de contournement du concours qui, lui, reste inchangé. Sans compter que ces filières rallongent d'autant la durée des études. Avec de tels systèmes, on finira par avoir des médecins diplômés à presque 40 ans…

Nous n'avons pas le bon mode de recrutement de médecins aujourd'hui : en évaluant les étudiants sur des critères exclusivement scientifiques, sans doute nous privons-nous de médecins extraordinaires ! Sommes-nous sûrs que ces jeunes à capacités d'apprentissage très élevées ont les qualités d'empathie, d'écoute de

1. « Profil et parcours des étudiants en première année commune aux études de santé », Drees, juillet 2015.

2. L'arrêté du 27 décembre 2017, qui fixe le numerus clausus, a fixé à 354 le nombre d'étudiants pouvant être admis directement en deuxième année par cette voie à la rentrée universitaire 2018-2019.

l'autre, de contact avec les patients, qui leur permettront d'être ces médecins scientifiques et humanistes dont nous nous revendiquons tous, forts d'avoir prêté le serment d'Hippocrate ?

Il faut donc ouvrir le recrutement à tous les bacheliers qui auraient à la fois des qualités d'apprentissage, d'empathie et d'humanisme. Y compris ceux des filières économiques ou littéraires, ceux-là mêmes qu'écarte aujourd'hui le système de sélection.

Il faut cesser de tout juger à l'aune d'un concours, et tenir compte des résultats scolaires antérieurs pour estimer la solidité des capacités d'apprentissage des candidats. Et pourquoi pas tester à l'oral leur motivation, comme le font les grandes écoles ? J'y suis pour ma part tout à fait favorable.

Réformer les études de médecine maintenant !

Un jeune médecin qui entre dans la vie active n'est pas désincarné. Il est le fruit de ses années d'études. Il commence son activité fort de tout ce qu'il a engrangé pendant ses huit ou dix ans passés à la faculté de médecine. Et son projet professionnel en est l'accomplissement.

Aujourd'hui, les étudiants en médecine sont « jetés » dans un monde professionnel qu'ils connaissent à peine. Ils découvrent brutalement qu'en plus de soigner les gens on leur demande de faire des économies, de la prévention, de travailler en équipe de soins, de s'installer dans les lieux désertifiés... Cela alors même qu'ils ont parfois du mal à choisir leur voie professionnelle, entre cabinet, clinique ou hôpital.

Nous sommes loin de l'image de l'étudiant en médecine heureux, formé dans une filière richement dotée.

Plus de dix ans d'études avec sélection et examens aux résultats-couperets véhiculent trop souvent souffrance et incompréhension lors des premières années d'exercice professionnel. Qui s'en préoccupe ?

D'aucuns voudraient contraindre les jeunes professionnels dans leur installation, les obliger à exercer ici plutôt que là, au motif que leurs études ont été payées par la collectivité. En omettant de mentionner, bien sûr, que les étudiants en médecine sont ceux qui permettent aux hôpitaux de fonctionner...

Respectons cette jeune génération, nos médecins de demain ! Tenons compte des évolutions sociologiques des Français, de nos enfants, qui ne sont pas des extraterrestres, mais bien les futurs acteurs de notre société. Gardons présent à l'esprit que les étudiants, les internes et les jeunes médecins sont aujourd'hui notre bien le plus précieux pour garantir l'avenir de notre système de santé.

L'enjeu est aussi national. Toutes les réformes de santé récentes ont tenté – en vain – de changer les conditions d'exercice des médecins, sans jamais toucher à la formation, considérée du domaine exclusif de l'université. Celles d'Alain Juppé en 1995, de Roselyne Bachelot en 2009, ou encore de Marisol Touraine en 2016. Si elle est le « socle » de toute action, la formation ne constitue pas le cinquième pilier de la Stratégie nationale de santé, dévoilée fin décembre 2017 par Agnès Buzyn. Nous le regrettons.

Les conditions de réussite d'une politique de santé passent par la capacité d'en expliquer les objectifs aux jeunes professionnels, et cela avant même qu'ils ne s'installent. Apprenons aux étudiants ce qu'est l'environnement économique et social d'un médecin aujourd'hui en France, ce qu'y sont les différentes modalités d'exercice.

Permettons-leur de se familiariser avec un territoire, une région, une ville pendant leurs études, de découvrir les réseaux de soins qui y existent, et d'y faire connaissance avec d'autres professionnels de santé.

Si nous ne réformons pas profondément la formation des médecins, nous continuerons d'aller d'échec en échec.

3

On nous dit : « Nous sommes des acteurs de notre santé. » Faisons coopérer les savoirs au lieu de les opposer !

Je suis installé depuis 1984 en Seine-Saint-Denis, en banlieue parisienne. En trente-cinq ans, tout a changé... À commencer par moi, bien sûr ! J'ai quelque peu avancé en âge. Au point, j'imagine, de ressembler aujourd'hui à l'image d'Épinal du « médecin de famille » : un gars plus tout jeune, au crâne un peu dégarni, à qui l'on fait confiance de génération en génération. Enfin... je l'espère !

Mes patients aussi ont changé. Depuis 1984, j'ai reçu à mon cabinet quantité d'enfants, qui sont devenus parents. J'aime profondément observer ces vies qui naissent, grandissent, se construisent. J'aime partager leurs espoirs et leurs projets. Leurs doutes et leurs angoisses aussi, face à la maladie et à la mort. Car le médecin de famille est bien plus qu'un médecin « référent ». Il pénètre au cœur de l'intimité de ses patients et les accompagne toute une vie durant.

Il y a trente-cinq ans, lorsque des mères de famille venaient consulter pour leur jeune enfant (c'était le plus souvent les mères qui venaient), elles étaient dans une demande de conseils généraux sur le bien-être immédiat de celui-ci : « Est-ce que je l'alimente bien ? Est-ce qu'il grandit bien ? ». Elles en profitaient souvent pour vérifier auprès de moi deux ou trois recommandations familiales. De mon côté, je m'assurais que le développement de leur enfant était conforme aux références, qu'il prenait bien du poids, que son alimentation était bien diversifiée, qu'il faisait ses premières dents, qu'il était vacciné correctement... La consultation durait quinze-vingt minutes, et se terminait la plupart du temps par : « Tout va bien, il a bien grandi, on se revoit le mois prochain. »

Aujourd'hui, les parents qui me consultent n'ont plus les mêmes demandes. Ils sont déjà allés chercher beaucoup d'informations en ligne. Certes, leurs questions portent encore sur le bien-être de leur enfant (sommeil, nourriture, croissance, etc.). Mais elles vont aussi très au-delà. « Est-il est vraiment nécessaire de le faire vacciner ? Puis-je le nourrir en utilisant un biberon en plastique ? Quelles peuvent être les conséquences d'un mode de garde collectif sur sa sociabilité ? » Les parents se placent dans une anticipation permanente de l'avenir.

Une telle évolution a changé mon exercice quotidien de la médecine. Il y a trente-cinq ans, j'avais surtout un rôle de suivi physiologique de l'enfant. Aujourd'hui, je suis un accompagnateur de sa croissance et de son développement. La consultation dure beaucoup plus longtemps, et je ne peux plus la conclure par « Tout va bien ». Je la termine le plus souvent par : « Surtout n'hésitez pas à me rappeler si vous avez une autre question. »

Je ne porte aucun jugement de valeur sur cette évolution, qui traduit les angoisses représentatives de notre époque. Mais c'est un fait, un nouvel acteur est apparu dans nos cabinets : l'« usager de santé ». Une dénomination qui nourrit désormais tous les discours officiels... y compris les miens !

L'« usager de santé » est ainsi l'héritier de l'« affligé » du Moyen Âge, celui qui était victime de maux dont l'explication pouvait être tout aussi bien physique que spirituelle. Puis du « malade », fût-il imaginaire, tels Argan et ses consternants médecins Purgon et Diafoirus. Et enfin, du « patient », vers la fin du XIXe siècle, lorsque la médecine a cessé de considérer celui qui se présentait à lui comme un simple corps malade, mais comme quelqu'un doté d'interrogations, auxquelles il allait bien falloir répondre.

J'avoue aimer ce mot de « patient ». Le médecin généraliste que je suis continue de nommer ainsi sa clientèle, à son cabinet. J'y vois une dimension humaine. Et je trouve à l'inverse fortement dépersonnalisant le terme « usager ». Sa dimension consumériste ne me plaît pas. Je pense, comme sans doute la majorité des Français, que tout ne peut pas se réduire à une dimension « marchande ». En tout cas pas la santé. Certains me diront nostalgique ; je dirais, moi, profondément humaniste.

Quelle que soit la façon dont on le nomme, nous voici à présent, nous, médecins, face à un nouvel interlocuteur, acteur de sa propre santé. Quelqu'un qui accorde encore sa confiance au corps médical, il est important de le souligner. L'enquête réalisée pour la publication de notre livre blanc en janvier 2016[1] l'a montré de façon incontestable : 86 % des Français font

1. Enquête réalisée par le cabinet d'études Elabe en novembre 2015 auprès de 4 060 usagers de la santé de 18 ans et plus, parmi lesquels 95 % ont consulté un médecin au cours des douze derniers mois.

confiance aux médecins « pour faire évoluer le système de santé dans l'intérêt des patients ». 97 % déclarent avoir une « bonne relation » avec leur médecin traitant. Et, tout aussi important, 87 % affirment qu'il « les a écoutés avec attention, et a compris leur problème ».

Mais ce nouvel interlocuteur n'est plus dans une position d'attente. Non seulement il questionne son médecin, mais il s'informe par ailleurs, confronte, vérifie... Cette dimension révolutionne le « colloque singulier » dans lequel s'inscrivait traditionnellement la relation entre un médecin et « son » patient. Elle le bouscule, génère des tensions, des incompréhensions, voire des confrontations.

L'irruption de l'« usager de santé » est pourtant une grande chance. Pour tous.

Les associations de malades en ont fait leur cheval de bataille dans les années 1990. Elles l'ont gagné : politiques, institutionnels, professions de santé, associations, tous reconnaissent à présent la légitimité de l'« usager de santé » et le rôle des structures qui les représentent.

À titre individuel, cela ne souffre aucune contestation. Aujourd'hui, un malade ne peut plus être dans une situation de dépendance totale à l'égard de la seule parole médicale. Depuis 2002, le « droit des malades[1] » est d'ailleurs inscrit dans la loi. C'est un progrès formidable. En tant qu'individu, le malade ne peut pas et ne doit pas se voir imposer de réponses auxquelles il n'a pas été associé. La toute-puissance du savoir médical, qui consistait à faire du médecin la seule personne à

1. Loi du 4 mars 2002 relative au droit des malades et à la qualité du système de santé.

pouvoir interpréter les signes, est heureusement derrière nous. Le malade a le droit d'obtenir des informations, de demander des explications, et de donner son accord – ou non – sur le programme de prise en charge qui le concerne. Par ailleurs, au-delà de ses questions sur le *cure*, sa maladie et la façon de la traiter, sont aussi légitimes ses attentes sur sa santé en général, sa quête d'avis et de conseils sur son bien-être, le *care*.

L'action des associations de malades, regroupées aujourd'hui au sein de France Assos Santé[1], est pour moi tout aussi légitime. Qu'elles soient « généralistes », par pathologie ou de consommateurs. Leur rôle croissant, à partir des années 1980 et 1990, a été très bénéfique dans la circulation de l'information et l'expression du droit des malades[2]. Elles ont aujourd'hui un rôle majeur et nécessaire d'interpellation des acteurs institutionnels, et sont légitimes pour participer à l'organisation générale du système de santé, à la définition des orientations politiques, ou encore à la recherche biomédicale, à l'instar de France Alzheimer. Par ailleurs, elles informent les malades, et leur permettent de mieux connaître leur pathologie, les traitements, les aides éventuelles dont ils peuvent bénéficier, de mieux comprendre la façon dont ils sont pris en charge[3]. Tout cela est fondamental. Et dans mon quotidien de généraliste, elles sont des partenaires précieuses : je les

1. Créée en mars 2017, cette structure rassemble aujourd'hui 76 associations. Sa mission a été officiellement reconnue par son inscription dans le Code de santé publique *via* la loi du 26 janvier 2016 de modernisation de notre système de santé. www.france-assos-sante.org

2. La Ligue contre le cancer s'est ainsi beaucoup mobilisée autour du plan Cancer 2014-2019.

3. C'est le cas, par exemple, de l'association Autisme France ou de l'Association française contre les myopathies.

sollicite souvent, pour des conseils à mes patients (aide à la vie quotidienne) ou pour mobiliser des ressources d'aide sociale.

Mais là où cela se complique, c'est lorsque, d'une part, la structure associative s'invite au « colloque singulier » entre le médecin et le patient, tel un troisième interlocuteur invisible qui se serait introduit sans qu'on l'y invite dans le cabinet médical. Et lorsque, d'autre part, le patient commence à relayer des affirmations et interrogations en provenance de tous horizons, blogs, forums sur Internet et réseaux sociaux notamment.

Autrement dit, lorsque l'usager de santé se fait « pirater » par d'autres acteurs, qu'ils soient du monde de la santé ou non.

Médecins et patients, plus jamais seuls...

Prenons l'exemple du Levothyrox, qui défraie la chronique depuis plus d'un an. Ce médicament est prescrit à vie dans les cas d'hypothyroïdie ou d'ablation de la thyroïde. Il est prescrit en France à près de trois millions de patients. Une nouvelle formule du Levothyrox a été mise sur le marché au printemps 2017. Depuis, plusieurs centaines de cas d'effets secondaires sérieux et avérés, liés au nouveau dosage, ont été signalés. Et largement médiatisés. L'Ordre des médecins a pris des positions claires sur cette affaire, recommandant bien sûr de modifier la prescription de ce médicament aux malades ayant souffert d'effets secondaires graves, mais de la maintenir pour tous les autres. Les règles de bonnes pratiques du traitement de l'hypothyroïdie édictées par l'Agence nationale de sécurité du médicament (ANSM) n'ont pas été changées. Pas plus que le ministère de la Santé n'a demandé de modifier les pratiques de prescription.

Mais qu'ont constaté beaucoup de médecins ? Des patients sont venus les voir parce que des associations, des regroupements de malades conseillaient à tous les utilisateurs du Levothyrox de ne plus prendre ce médicament, qu'ils aient ou non pâti d'effets secondaires. Mes consœurs et confrères ont donc dû dire non à tous les patients qui leur demandaient de modifier leur traitement alors même qu'ils n'avaient pas eu (et c'est tant mieux pour eux) d'effets secondaires avec le nouveau dosage. Et ce dans un environnement médiatique et une cacophonie de gouvernance rendant impossible la prise de recul nécessaire.

L'affaire – sortie de son contexte médical – est devenue médiatique avec les surenchères permanentes de l'instantanéité de l'information des réseaux sociaux, face à une communication médicale et de gouvernance encore fondée sur les recettes anciennes. La situation a donc engendré une confrontation inédite entre deux discours. Les médecins d'une part ont expliqué : « Vous n'avez pas d'effets secondaires, donc je continue à vous prescrire ce médicament ». Les patients ont répondu : « Non, j'ai lu que cela n'était pas bon pour moi, vous allez me prescrire de la L-Thyroxine », un médicament indiqué pour les enfants et les personnes âgées ayant des problèmes de déglutition, mais non pour les adultes.

Vous imaginez la difficulté des médecins. Pris en tenaille entre d'une part les préconisations des acteurs associatifs, renforcées par le « buzz » médiatique créé autour de l'affaire, et d'autre part des référentiels de bonnes pratiques inchangés.

Car il faut aussi le comprendre : le médecin n'est plus seul, lui non plus, dans son cabinet. Il n'agit plus, comme hier, sur la seule base d'un savoir qu'il pouvait manier à sa guise. Certes, il s'appuie toujours sur ses connaissances. Mais dans le respect de normes imposées par d'autres acteurs : l'Assurance maladie, l'organisation des établissements hospitaliers, les agences nationales comme l'ANSM et la Haute Autorité de santé. Autant d'institutions qui édictent des règles de bonnes pratiques et des références sur un certain nombre de sujets.

Or ces normes sont parfois contradictoires entre elles. Prenons l'exemple des recommandations de prise en charge des troubles du sommeil. Les références prônent d'équiper le patient d'un appareillage qui le force à respirer la nuit, de manière à oxygéner ses cellules. Mais la Haute Autorité de santé édicte, elle, des référentiels de bonnes pratiques selon lesquels on ne doit pas appareiller pour tous les troubles du sommeil, et pas n'importe comment. Tandis que l'Assurance maladie fixe des règles encore plus restrictives : pas de prise en charge pour tous, pas n'importe comment, pas n'importe quand, et seulement de la part de médecins qui ont certaines connaissances dans ce domaine et pour des patients qui respectent certaines conditions d'utilisation. Face à un patient qui souffre de troubles du sommeil, le médecin agréé doit donc prescrire un traitement qui tient compte de tous ces paramètres, de tout cet environnement.

Cela est certes bénéfique : l'ensemble de ces indications permet aux médecins de prescrire une prise en charge conforme à l'état général des connaissances de leur spécialité ou de leur profession, et non en fonction de leur seul savoir. Mais ces normes alourdissent aussi beaucoup leur quotidien.

Le danger des réseaux sociaux

En matière de santé, forums et blogs en tous genres pullulent sur Internet. De fausses informations circulent sur les réseaux sociaux, reprises telles quelles, démultipliées à l'infini. Quels ravages ! J'en veux pour preuve les récents débats autour de la vaccination, qui plongent mes confrères dans un véritable désarroi.

Lorsque j'ai commencé à exercer, il était admis que la vaccination était bénéfique. Les Français avaient encore en mémoire les souffrances provoquées par les maladies contre lesquelles celle-ci les protégeait, le tétanos ou la polio par exemple[1]. Quand je recevais une famille à mon cabinet, ses questions portaient sur le calendrier de ces vaccinations, non sur leur bien-fondé.

Aujourd'hui, la patrie de Pasteur est devenue l'un des pays où la défiance vaccinale est la plus forte. Elle touche désormais 30 % de nos concitoyens, un chiffre en hausse, selon une enquête de 2016[2]. Toujours selon cette étude, 52 % des Français considèrent que la vaccination présente plus de bénéfices que de risques, 33 % estimant qu'elle comprend autant des deux et 15 % plus de risques que d'avantages. La génération des 25-34 ans est la plus méfiante. Pire, selon l'étude sur le

1. En France, la vaccination obligatoire contre la poliomyélite a été instaurée en 1964. Le dernier cas de poliomyélite autochtone remonte à 1989 et le dernier cas importé à 1995. L'obligation de la vaccination contre le tétanos date, elle, de 1940. En 1945, cette maladie était la cause de 1 000 décès par an en France. Aujourd'hui, moins de 20 cas sont déclarés chaque année (source : Institut de veille sanitaire).

2. Enquête Ipsos réalisée en juin 2016 pour l'organisation française des industriels du médicament, le Leem, citée dans *Le Monde* du 24 octobre 2016.

complotisme publiée en janvier 2018 par la Fondation Jean-Jaurès et Conspiracy Watch[1], plus de la moitié des Français estiment que « le ministère de la Santé est de mèche avec l'industrie pharmaceutique pour cacher au grand public la réalité sur la nocivité des vaccins », 17 % étant « tout à fait d'accord » et 38 % « plutôt d'accord », soit un total de 55 %.

Nous, médecins, devons de plus en plus convaincre les parents du bien-fondé de la vaccination. Le problème n'est pas qu'un médecin doive expliquer sa démarche : cela est légitime. Mais lorsque notre interlocuteur arrive bardé d'informations qu'il a glanées on ne sait trop où ni auprès de qui, notre tâche est bien difficile. Nous avons beau expliquer que la vaccination est essentielle, fondamentale à la fois pour nos patients et en termes de santé publique, nous fonder sur notre savoir, renforcé de notre expérience et des référentiels de bonnes pratiques, rien n'y fait : ces arguments ne portent plus.

Pour convaincre notre interlocuteur, il nous faut aller sur son terrain, porter le fer contre ce qui est répété sur les réseaux sociaux, y compris contre les affirmations les plus irrationnelles. Répondre à des questions que nous ne comprenons pas toujours, puisqu'elles sont fondées sur des allégations qui nous sont étrangères : « Le nourrisson est trop fragile pour supporter tous ces vaccins, son système immunitaire est encore en construction », « Pour les nouveau-nés l'allaitement suffit », « Je ne veux pas que mon enfant devienne autiste », « Les sels d'aluminium sont nocifs », « Il y a des nanoparticules toxiques », « L'obligation est une

1. Enquête Ifop réalisée en décembre 2017 pour la Fondation Jean-Jaurès (www.jean-jaures.org) et Conspiracy Watch (www.conspiracywatch.info).

atteinte à ma liberté individuelle », « La France est le seul pays où la vaccination est obligatoire, ses gouvernements sont à la solde des labos », etc. Les objections à la vaccination s'appuient sur quantité de croyances. Y compris les plus extravagantes, telles que « Bill Gates a déclaré que les vaccins étaient la meilleure solution pour faire baisser la population dans le monde »...

La vaccination est pourtant un outil capital de santé publique. Elle reste le meilleur moyen de mettre une société à l'abri de pathologies graves, voire mortelles, ne l'oublions pas. C'est d'ailleurs parce que nous sommes convaincus de son importance que nous avons soutenu la décision de la ministre des Solidarités et de la Santé d'imposer la vaccination obligatoire chez les nourrissons, à titre provisoire, pour onze maladies.

Face aux résistances, nous ne pouvons pas contraindre. Il nous faut aujourd'hui convaincre. Redoubler d'efforts de pédagogie. Crédibiliser à nouveau la vaccination par un discours scientifique clair. Réaffirmer qu'elle est un acte médical, un moment essentiel du parcours santé des patients.

En finir avec la concurrence des savoirs

Pour renouer un échange fructueux et de qualité, la solution est d'avancer ensemble, médecins, scientifiques, patients « sachants » et associations, en construisant de façon collaborative des chemins thérapeutiques et de prise en charge.

Il faut casser le mécanisme de défiance. Que certains médecins cessent d'avoir peur des associations de patients. Et dans le même temps que celles-ci cessent de regarder avec hostilité le monde médical. Que tous se rassemblent dans un objectif commun : la construction partagée de parcours thérapeutiques, de soins, de santé, pour une prise en charge optimale des patients. Les innovations technologiques et notamment l'apparition du patient « producteur de données », dont nous parlerons au chapitre suivant, rendent cette évolution encore plus impérative. Il faut en finir avec la mise en concurrence des savoirs, et plutôt les faire coopérer : la construction de ce partenariat est l'un des grands chantiers de la prochaine décennie.

Nous en prenons déjà la voie, même si nous n'en sommes encore qu'au balbutiement : de plus en plus de « patients-experts » sont formés, afin de pouvoir transmettre aux professions de santé toute leur connaissance et leur ressenti de « malade ». L'université Pierre-et-Marie-Curie, à Paris, a été la première, en 2009, à proposer à des malades chroniques un diplôme universitaire en éducation thérapeutique. Elle a été suivie par deux autres facultés de médecine : Aix-Marseille et Grenoble. L'idée est de permettre à un patient de valoriser l'expérience qu'il a de sa maladie chronique pour en faire profiter d'autres malades et les équipes soignantes. De devenir ainsi un vrai « partenaire » du corps médical.

Le « patient-expert » peut aussi représenter les malades au sein d'agences institutionnelles ou d'établissements de santé. Ces missions sont essentielles. La prise en charge des maladies chroniques nécessite de plus en plus d'adapter le traitement à la vie quotidienne des patients, et non l'inverse.

Tout cela est encourageant. Mais nous devrions aller encore plus loin : la coopération entre les savoirs devrait aussi se concrétiser par un travail de conception mixte des référentiels de bonnes pratiques, aujourd'hui édictés par les autorités scientifiques. Certains s'indigneront à l'évocation de cette idée. Les conservatismes s'expriment volontiers dans le monde de la santé, de part et d'autre. Il est temps de les combattre, si nous ne voulons pas nous retrouver dans une impasse.

En effet, de quels outils dispose le médecin aujourd'hui pour appuyer son argumentation face à Mme X qui refuse toute vaccination pour son enfant, ou face à M. Y, qui aimerait avoir un nouveau bilan de cholestérol et triglycérides, alors même qu'il en a déjà fait un il y a trois mois, parce que son meilleur ami vient d'avoir un accident cardio-vasculaire ? Bien sûr, le médecin a sans doute sur sa table, ou à portée de main, un livre de 500 pages qui contient les 1 500 référentiels de bonnes pratiques. Il peut aussi consulter le site de la Haute Autorité de santé... Mais comment mobiliser rapidement ces ressources, rédigées dans un langage scientifique, pour convaincre ces deux patients ?

Construisons donc, médecins et patients, des banques de référentiels en commun, afin de pouvoir produire des informations compréhensibles par tous ! À la mère qui ne veut pas faire vacciner son enfant, le médecin pourra montrer sur son ordinateur des données scientifiques écrites de façon simple et concise. Et à l'homme inquiet du niveau de son cholestérol et de ses triglycérides, il pourra expliquer qu'un bilan tous les trois mois ne figure pas dans les préconisations officielles de référence de la communauté médicale. Ces référentiels de bonnes pratiques seraient produits à la fois par les professionnels de santé, les associations et les institutions, afin que tous puissent s'en approprier le contenu.

C'est un travail gigantesque, mais indispensable. Il va dans le sens de l'évolution générale de notre société : vers un partage des connaissances. Et, je précise, vers un partage équilibré. La mise en place d'une société collaborative où les connaissances circulent entre médecins et patients-usagers – et en sont enrichies – est impérative, dans le cadre d'une nouvelle relation fondée sur l'échange, la confiance et la complémentarité.

4

On nous dit : « Il faut des maisons de santé partout. » Construisons plutôt des projets de santé !

Avanton, dans la Vienne, été 2017. Quatre mois après son ouverture, la maison de santé financée par la commune (pour 430 000 euros) cherche encore son généraliste. La bâtisse flambant neuve héberge une ostéopathe et deux infirmiers, mais pas de médecin. Et pourtant, cette petite ville de 2 000 habitants située à 15 kilomètres de Poitiers n'est pas perdue en pleine campagne. Sa population a augmenté de 30 % ces dernières années. De plus, la maison de santé a été construite tout à côté d'une résidence pour personnes âgées : clientèle assurée[1]. Que demander de plus ?

Les élus à l'origine du projet ne comprennent pas. Pourtant, à l'Ordre des médecins, cela fait de longs mois que nous tirons la sonnette d'alarme. Les maisons de santé ne sont pas la martingale, la baguette magique qu'il suffirait d'agiter un peu partout, afin de faire revenir les médecins dans nos campagnes ou dans certaines zones urbaines désertées par nos confrères.

1. D'après le reportage de France Culture « Itinéraire bis », 9 août 2017.

Nos dirigeants ont pourtant voulu nous le faire croire ces dernières années (et sans doute y ont-ils cru eux-mêmes). Entre 2012 et 2017, avec son « Pacte Territoire Santé », Marisol Touraine a encouragé la création de maisons de santé pluridisciplinaires (dites MSP). En cinq ans, la ministre en a inauguré à tour de bras, répétant invariablement qu'elles étaient « l'exemple emblématique de l'action que je mène depuis 2012 pour garantir l'accès aux soins de tous les Français partout sur le territoire[1] ». Et affirmant sa résolution – comble du dirigisme et de l'hypercentralisation – de répliquer ce même modèle pour tous et partout...

Résultat : le nombre de ce type de structures a été multiplié par quatre entre 2013 et 2017 (passant de 240 à 910 structures ouvertes, plus 334 en projet[2]). Marisol Touraine avait fixé l'objectif de 1 400 établissements en 2018. La ministre n'a pas été la seule à faire la promotion des maisons de santé : quasiment tous les candidats à la présidentielle de 2017 leur ont aussi décerné le titre de championnes de la lutte contre la désertification. Et le Président, Emmanuel Macron, a promis d'en doubler le nombre d'ici 2022.

Mais c'est une illusion. Les maisons de santé ne sont pas l'alpha et l'oméga de la lutte contre la désertification médicale. Car, en réalité, qu'avons-nous observé ces dernières années ? La grande enquête de terrain que l'Ordre des médecins a effectuée en 2016

1. Extrait des discours prononcés par Marisol Touraine, ministre des Affaires sociales et de la Santé lors de l'inauguration de deux maisons de santé, l'une dans le Grand Nancy, l'autre dans le Finistère, en juin 2016.

2. Rapport d'information des sénateurs Jean-Noël Cardoux et Yves Daudigny, au nom de la mission d'évaluation et de contrôle de la Sécurité sociale et de la commission des Affaires sociales, 26 juillet 2017.

est éclairante[1] : non seulement les maisons de santé n'ont pas entraîné d'afflux massif de professionnels de santé dans les zones répertoriées par les ARS[2] comme des zones sous-dotées en médecins (seulement 1 % en plus, selon nos calculs). Mais certaines d'entre elles ont dû fermer leurs portes après quelques mois, faute de patients. Ou bien ce sont les médecins qui ont fait défaut : comme à Avanton, des maires qui avaient retapé à grands frais et force espoir des bâtiments dans leurs communes se sont retrouvés avec des locaux vides. Pire, dans certains cas l'ouverture de ce type de structure a intensifié le phénomène de désertification dans les territoires alentour, fonctionnant comme une sorte de pompe aspirante de la clientèle... Un comble !

En réalité, tout cela n'est – hélas ! – guère surprenant. Avant d'élever des murs, encore faut-il au préalable définir un projet de santé ! Savoir s'il convient de regrouper tels types de professionnels ou non, comment, avec quels objectifs, pour quels patients. Et laisser les acteurs locaux décider des objectifs et modalités.

La « génération spontanée » des cabinets de groupe

J'ai toujours exercé dans un cabinet de groupe. Lorsque je me suis installé à Villemomble, en 1984, j'ai succédé à un confrère qui prenait sa retraite. À l'époque, nous étions deux. Un troisième généraliste nous a rejoints deux ans plus tard. Je ne suis pas le seul à préférer ce mode d'exercice de la médecine libérale.

1. « Améliorer l'offre de soins : initiatives réussies dans les territoires », rapport de mission du Dr François Arnault, délégué général aux relations internes, Cnom, décembre 2016.

2. Agences régionales de santé.

Cette dynamique se vérifie aussi à l'échelle de ma commune : en 1984, nous étions 26 médecins généralistes, pour une population de 26 000 habitants. Aujourd'hui, nous ne sommes plus que onze pour une population de 38 000 habitants. Sur les onze, huit exercent en cabinets de groupe.

Cette organisation nous permet, à mes confrères et moi, de mieux gérer notre temps de travail, de mutualiser les responsabilités, d'avoir des moyens économiques plus importants, et donc du personnel d'accompagnement tel qu'un secrétariat. Nous pouvons aussi assurer un rôle de formateur, ce qui est pour moi fondamental. L'une de mes deux associés actuels est d'ailleurs une ancienne stagiaire – ce qui montre bien que le meilleur moyen d'attirer un médecin quelque part est de lui faire connaître cet endroit lorsqu'il est encore étudiant !

L'idée de rassembler en un même endroit médecins généralistes, spécialistes, kinésithérapeutes et infirmiers n'est pas récente. Elle a été initiée à la fin du XIXe siècle et au début du XXe siècle par un patronat paternaliste. Puis, après la Première Guerre mondiale, elle a été développée par les pouvoirs publics, notamment les municipalités socialistes et communistes du Front populaire. Et cette dynamique a continué après 1945. La première moitié du XXe siècle est ainsi la grande époque des centres de santé et dispensaires, qui permet au plus grand nombre d'accéder aux soins, grâce à une prise en charge gratuite. On l'a oublié, mais ces structures ont joué (entre autres) un rôle clé dans l'éradication de la tuberculose en France !

Faute de financements, leur nombre a décliné au cours des années 1970, au point de quasiment disparaître. Mais elles ont largement inspiré les centres de santé mis en place par des associations humanitaires telles qu'ATD Quart-Monde, la Croix-Rouge ou Médecins sans frontières.

Le monde libéral, lui, a mis un peu de temps à accepter l'idée des regroupements. Il en va de même pour l'Ordre des médecins, je dois bien le reconnaître : dans les années 1960, lorsque des médecins libéraux commencent à vouloir exercer en groupes professionnels, l'Ordre s'y oppose, brandissant le risque de « compérage[1] ». Que des généralistes s'installent avec des spécialistes risque en effet de créer une filière de soins : les premiers adresseraient forcément leurs patients aux seconds. Ce qui est contraire aux principes déontologiques selon lesquels le patient doit être libre du choix de son médecin.

Il faut plus d'une décennie pour que l'Ordre des médecins évolue sur cette question. D'abord en donnant son feu vert pour des regroupements de médecins d'une même spécialité, puis entre médecins de spécialités différentes, et enfin entre médecins et autres professions de santé.

C'est à ce moment-là, à partir des années 1970, que toutes sortes de montages juridiques fleurissent en une sorte de « génération spontanée » : sociétés civiles de moyens ou professionnelles, sociétés d'exercice libéral... Les professionnels de santé en sont soit locataires, soit propriétaires, mais leur projet ne fait appel à aucun financement extérieur. L'essentiel est de travailler ensemble. La gouvernance est accessoire.

Est-il nécessaire de le préciser ? Ces regroupements se construisent d'eux-mêmes, selon les objectifs de chacun. Dans mon cabinet, par exemple, nous choisissons de

1. Entente illicite qui entache la liberté et l'indépendance professionnelles des médecins et porte ainsi atteinte au libre choix des patients.

fonctionner en réseau, avec pour correspondants des consœurs et confrères d'autres spécialités médicales. Notre décision s'opère naturellement, sans obligation de répondre à une norme quelconque. En toute liberté, et dans le seul objectif de correspondre au plus près aux besoins de nos patients.

Et puis, à l'aube du XXIe siècle, apparaît le problème de démographie médicale que nous connaissons. Beaucoup de ces cabinets de groupe commencent à s'assembler entre eux, accentuant le phénomène de désertification. Et deux questions émergent peu à peu : celle du lieu d'implantation de ces structures et celle de leur financement.

Devant les fermetures en cascade des cabinets médicaux, les maires des communes rurales s'inquiètent. Leur population vieillit, de jeunes couples avec enfants arrivent, et plus personne pour remplacer ce cher médecin de famille qui exerçait dans le canton depuis une quarantaine d'années... Qui va soigner leurs administrés ?

Certains se mettent en tête d'attirer de jeunes médecins dans leur commune, pariant sur l'image d'Épinal du médecin de campagne, personnage incontournable de la ville, dévoué, proche de ses malades, reconnu et respecté de tous... Ils n'ont que de faibles moyens : leurs voix portent peu auprès des étudiants sortant des facultés de médecine. Alors ils imaginent qu'en leur proposant des locaux ils les feront venir. Qu'il s'agit seulement d'un problème de murs. Et ils décident d'assumer le coût de construction ou de réhabilitation de ces locaux, de les payer avec les deniers de la commune, pensant qu'une fois le local propre et configuré, les professionnels de santé viendront logiquement l'occuper... Des fonds publics municipaux, parfois départementaux, régionaux, voire européens, financent donc l'aménagement de locaux un peu partout...

On connaît la suite. Face à ces échecs, la réponse est typiquement française : le centralisme reprend le dessus. La gouvernance se convainc que la solution consiste à disséminer sur l'ensemble du territoire un modèle unique de regroupement, subventionné et donc contrôlé par l'Administration.

Des normes, des normes et encore des normes...

C'est ce que fait en 2009 la loi Hôpital, patient, santé, territoire (HPST), de Roselyne Bachelot, qui revendique une « nouvelle approche territoriale pour les soins de premiers recours » et crée les « maisons de santé pluriprofessionnelles ». Celles-ci peuvent solliciter des financements publics, à condition de répondre à un cahier des charges précis : elles doivent notamment regrouper au moins deux médecins généralistes et un professionnel paramédical (infirmière ou kinésithérapeute).

Deux ans plus tard, le législateur va encore un peu plus loin : les structures juridiques des regroupements de médecins étant très diversifiées, il estime nécessaire d'inventer un modèle de société qui servira de cadre juridique aux maisons de santé pluriprofessionnelles. Il crée donc en 2011 la Sisa (Société interprofessionnelle de soins ambulatoires), habilitée à recevoir des subventions publiques (État, collectivités territoriales, Assurance maladie...).

Et c'est ainsi que la gouvernance tente d'imposer aux médecins libéraux un type de structure qui, en contrepartie de subventions, doit répondre à des normes, suivre des procédures administratives, présenter des résultats en matière d'organisation, de santé publique, fixer des objectifs, etc. Un nombre défini de patients doit, par exemple, entrer dans le réseau de prise en charge du diabète. Tout est quantifié, mesuré. Les financeurs exercent bien évidemment un droit de regard, à commencer par les agences régionales de santé et les collectivités territoriales. Celles-ci vérifient notamment de près (on les comprend) que l'activité de « leur » maison médicale s'adresse bien en priorité à leurs administrés.

Pour couronner le tout, les professions de santé de ces maisons pluriprofessionnelles doivent s'engager tous les ans dans une course à la subvention, chacun des financements étant renégocié annuellement. Tous les douze mois, il leur faut donc présenter leurs « résultats », les confronter à leurs « objectifs ». Comme une filiale de n'importe quelle entreprise commerciale !

Et tout cela pour tenter d'obtenir le même budget que l'année précédente, quand il n'est pas diminué… Car ces maisons de santé coûtent cher à la collectivité : 800 000 euros en moyenne pour l'investissement de départ, selon notre étude de 2016 sur les initiatives dans les territoires[1].

Les professionnels de santé n'y trouvent pas leur compte. Ils se retrouvent en situation de gérer un établissement, avec ses normes, ses contraintes de fonctionnement et d'organisation et toute sa paperasserie… alors qu'ils ont choisi d'être libéraux ! Leur ambition à eux est « simplement » de mettre en commun leurs compétences pour créer des parcours de soins.

1. « Améliorer l'offre de soins : initiatives réussies dans les territoires », *op. cit.*

La loi de modernisation de notre système de santé de 2016 parachève pourtant cet engouement pour la norme, en créant les « maisons de santé pluridisciplinaires pluriprofessionnelles à label universitaire ». Principale nouveauté : celles-ci doivent accueillir « au moins un étudiant de deuxième cycle et deux étudiants de troisième cycle en stage de médecine générale », ainsi que d'autres professionnels en formation. Permettre aux médecins libéraux d'exercer un droit de formation va dans le bon sens[1]. Mais la gouvernance en profite pour ajouter de nouvelles règles et objectifs... N'en jetez plus !

Le scandale de la contrainte

Le pire est toutefois à venir.

Automne 2016. Débat du projet de loi de financement de la Sécurité sociale pour 2017 : l'amendement d'Annie Le Houérou, députée PS des Côtes-d'Armor, adopté une semaine plus tôt en commission des Affaires sociales, est en discussion. Son objet ? « Dans des zones définies par les ARS en concertation avec les syndicats médicaux dans lesquelles existe un fort excédent en matière d'offre de soins, un nouveau médecin libéral ne peut s'installer en étant conventionné à l'Assurance maladie que lorsqu'un médecin libéral de la même zone cesse son activité. Le principe de la liberté d'installation demeure donc, mais le conventionnement n'est possible que de manière sélective pour les nouvelles installations[2]. »

1. Droit à la formation que nous souhaitons profondément, lire le chapitre 2.

2. Amendement après l'article 43 du projet de loi de financement de la Sécurité sociale (PLFSS) 2017.

En réalité, quoi qu'en dise ce texte, la liberté d'installation du médecin est bien remise en cause, puisque déconventionner un médecin revient à dérembourser ses patients. L'hypocrisie est totale.

L'amendement est finalement rejeté dans la nuit, à 1 heure du matin, mais il exprime la tentation de plus en plus d'élus locaux et de parlementaires d'utiliser la contrainte pour régler un problème d'organisation des soins… qui n'est nullement de la responsabilité du corps médical.

Fort heureusement, aucun des gouvernements ne s'est aujourd'hui prononcé en faveur d'une telle mesure. Mais la charge de ses partisans est lourde et demeure : dans un rapport publié en novembre 2017, la Cour des comptes propose « un système de conventionnement sélectif par l'Assurance maladie, applicable à tous les professionnels de santé libéraux, conditionné à la vérification qu'un besoin de santé existe bien sur le territoire d'installation[1] ».

Les parlementaires remettent régulièrement le sujet sur le tapis. Ils n'ont pas compris qu'imposer des contraintes à l'installation libérale des jeunes médecins n'aura qu'une conséquence, et une seule : les faire fuir vers d'autres modes d'exercice, salariés et hospitaliers. Aujourd'hui, seuls 35 % des internes s'installent en libéral cinq ans après l'obtention de leur diplôme. Voulons-nous voir ce chiffre diminuer ?

1. Déclaration du premier président de la Cour des comptes, Didier Migaud, lors d'une conférence de presse le 29 novembre 2017.

La vérité du terrain

Le terrain démontre pourtant qu'il n'est nul besoin de coercition pour trouver des solutions. En 2016, une enquête que nous avons menée dans les territoires[1] a recensé une centaine d'initiatives assurant avec succès la permanence des soins et l'accès aux professionnels de santé. Y compris dans les zones sous-dotées en soignants.

Citons trois exemples réussis de regroupements innovants.

Celui de Belle-Île-en-Mer tout d'abord. En 2011, un diagnostic territorial livre des conclusions particulièrement alarmantes : une surmortalité de 39 % supérieure à la moyenne nationale pour les hommes et de 26 % pour les femmes. Une offre de santé libérale insuffisante, notamment en période estivale. Un centre hospitalier demandant un « programme d'investissement immobilier, eu égard à la vétusté de certains de ses services en particulier pour les personnes âgées », et globalement des difficultés de recrutement de professionnels de santé, liées à l'insularité[2].

En réponse, un contrat local de santé est mis en place, fondé sur un partenariat inédit entre public et privé. Les médecins de Belle-Île-en-Mer exercent en temps partagé : salariés à l'hôpital, ils assurent aussi des vacations en tant que libéraux dans une maison de santé. Et ils peuvent même disposer du matériel et du plateau technique de l'hôpital dans le cadre de leur

1. « Améliorer l'offre de soins : initiatives réussies dans les territoires », *op. cit.*

2. Source : contrat local de santé de Belle-Île-en-Mer 2013-2015, communauté de communes de Belle-Île-en Mer, conseil général du Morbihan et ARS de Bretagne.

exercice en libéral... Inimaginable ailleurs ! Et pourtant, cette organisation fonctionne très bien. La maison médicale propose par ailleurs des vacations régulières de spécialistes exerçant sur le continent, ainsi que des téléconsultations et une télé-échographie.

Autre exemple : le plateau de Millevaches, dans la montagne limousine, entre les départements de la Corrèze et de la Creuse. Une terre granitique ponctuée de villages ruraux et isolés, dont la population est de plus en plus âgée et de moins en moins nombreuse : en quarante ans, un tiers des habitants du plateau l'ont déserté[1]. Six médecins généralistes exercent dans un périmètre de 70 kilomètres. Pour couvrir les besoins de la population, ils décident en 2009 de s'organiser en réseau[2]. Résultat : une sorte de cabinet médical unique... et virtuel. Les dossiers des patients sont partagés, et les médecins se déplacent dans tout le périmètre à tour de rôle, y compris le week-end, afin d'assurer la permanence des soins. La maison médicale pluridisciplinaire de Bugeat, siège de ce réseau, accueille par ailleurs quatre infirmières, un podologue et un dentiste. Le secrétariat de ce pôle est assuré à ce niveau.

De grandes distances couvertes par peu de médecins... et pourtant le réseau fonctionne ! Tout cela avec un investissement initial modéré, limité à l'équipement informatique nécessaire pour la mise en réseau des dossiers des patients. Sans cette organisation de soins, gageons qu'il n'y aurait plus aucun médecin généraliste sur le plateau...

Enfin, troisième exemple : les Deux-Sèvres. Après la création des groupements hospitaliers de territoire

1. Source : Insee.
2. Réseau Millesoins.

(GHT[1]), le directeur du centre hospitalier de ce département a compris que son GHT serait « unijambiste » s'il ne rassemblait que les établissements de santé publics. Pour pouvoir prendre en charge la totalité de la population locale, avec un effectif de seulement 900 médecins dans le département, il a jugé préférable d'associer le secteur libéral et privé (les cliniques) au groupement. Ainsi fonctionne aujourd'hui un réseau comprenant tous les acteurs de santé, quels que soient leurs statuts et modes d'exercice, qui assure la permanence des soins. C'est ce que j'appelle un vrai projet de santé territorial[2].

Un critère : des initiatives locales

Quelle est la clé de la réussite des projets de Belle-Île-en-Mer, du plateau de Millevaches et des Deux-Sèvres ? Ils ont un point commun : ce sont des professionnels de santé qui en ont été à l'initiative. Tous sont nés de l'énergie d'acteurs locaux et des synergies du terrain. C'est cette caractéristique qui forge les vrais projets de santé, puisqu'elle conduit à poser les questions essentielles : quelle situation de départ, quelle analyse des problèmes, quel objectif d'accès aux soins, pour qui, avec qui, comment, etc. Et que l'environnement soit urbain ou rural, que les densités de population et les distances à parcourir soient différentes n'y change rien. Un projet de santé doit répondre à une demande immédiate et anticiper sur les besoins futurs.

1. Les groupements hospitaliers de territoire (GHT) sont nés de la loi de modernisation de notre système de santé du 26 janvier 2016. Ils formalisent les modes de coopération entre établissements publics de santé dans un territoire.

2. Lire le chapitre 5.

Il faut le reconnaître et s'en féliciter, cette vision de terrain, que nous défendons depuis plusieurs années, est de plus en plus partagée. Peu à peu, nous avons réussi à convaincre. Et c'est un grand motif de satisfaction pour nous.

Les élus locaux ont compris que l'essentiel n'est pas le bâti, mais plutôt l'aide au fonctionnement : en prévoyant un réseau de transport public qui permettra aux patients de se rendre à la maison de santé, par exemple, ou encore en finançant l'équipement informatique des professionnels. Même Marisol Touraine a fini par assouplir sa position, début 2017, notamment en élargissant les critères de sélection des zones bénéficiant d'aides publiques à l'installation de médecins[1].

En dévoilant en octobre dernier à Châlus (Haute-Vienne) le Plan pour l'égal accès aux soins dans les territoires, le Premier ministre, Édouard Philippe, et la ministre des Solidarités et de la Santé, Agnès Buzyn, ont annoncé un « panel de solutions pragmatiques[2] » : « Je suis convaincue qu'il faut s'appuyer sur les dynamiques qui partent des territoires. C'est en favorisant les synergies entre les professionnels, les élus et les usagers que les acteurs locaux pourront construire ensemble un projet de soins mieux adapté aux besoins des usagers. Le rôle de l'État, des agences régionales de santé et de l'Assurance maladie est d'accompagner et d'encourager ces initiatives locales », a précisé la ministre. Avant d'annoncer des « solutions adaptables à chaque territoire », « des mesures de simplification législatives ou réglementaires » susceptibles de « libérer toutes les possibilités d'exercice » et de « soutenir

1. Annonce du 10 mars 2017.
2. 13 octobre 2017.

les organisations innovantes ». Autant d'annonces et d'objectifs qui ne peuvent que nous satisfaire.

Reste à les concrétiser sur le terrain.

Suggestions pour mieux accompagner ces projets

Les réussites que je viens d'évoquer sont pour la plupart issues de démarches empiriques. Pour les consolider et les pérenniser, quelques nouveaux outils seraient utiles.

Comment la gouvernance peut-elle accompagner les initiatives des acteurs locaux de la santé ? Telle est d'abord la première question à résoudre. À rebours de l'avalanche de normes qui pèsent aujourd'hui sur les médecins libéraux regroupés dans des maisons de santé, il faut construire des cadres réglementaires souples. En raisonnant par l'accès aux soins, et non par l'organisation de ceux-ci.

À cet égard, nous défendons le concept de « bassin de proximité santé » : un projet de santé ne doit pas se construire selon des frontières administratives de communes, de départements ou de Régions. La priorité est qu'il colle au plus près des besoins des populations, quitte à chevaucher plusieurs collectivités territoriales. C'est le cas du réseau du plateau de Millevaches cité plus avant, qui couvre une partie de la Corrèze et de la Creuse. Le territoire d'un projet de santé peut donc être de la taille d'une vallée alpine, d'une communauté de communes, d'une partie de deux départements : qu'importe, pourvu qu'il réponde à la demande d'accès aux soins.

La gouvernance, les financeurs, les professionnels de santé et les collectivités territoriales doivent aussi réfléchir ensemble aux structures juridiques et économiques de ces regroupements. Beaucoup de statuts existent – beaucoup trop. Les professionnels de santé sont perdus. Par ailleurs, les cadres définis par les lois récentes sont rigides. Nous ne défendons pas un modèle plutôt qu'un autre. Nous voulons juste de la souplesse. Une simplification du modèle administratif de regroupement des professionnels, et une clarification des circuits de subventions.

Dans la dernière convention médicale[1], l'Assurance maladie et les syndicats signataires prévoient des financements structurels pour aider au fonctionnement de ces regroupements, et ce pour une période de cinq ans. Au lieu d'une course à l'échalote reconduite chaque année, cette mesure donne aux maisons de santé une meilleure visibilité sur leur financement. Elle va dans le bon sens.

Il faut aussi garantir l'indépendance des projets à l'égard de leurs financeurs. De plus en plus de complémentaires s'y intéressent. Aujourd'hui, la Mutualité française[2] est ainsi partenaire d'une dizaine de maisons de santé. C'est bien, mais nous sommes très prudents sur ce type de contractualisation. Imaginons qu'une compagnie d'assurances demande que ses adhérents aient un accès plus rapide aux médecins de la maison de santé qu'elle finance ! Cette éventualité nous pose question.

1. Conclue pour cinq ans entre l'Assurance maladie et les syndicats de médecins libéraux en août 2016.

2. La Fédération nationale de la Mutualité française (FNMF) regroupe la majorité des mutuelles de santé existant en France. La FNMF représente aujourd'hui 38 millions de personnes adhérentes. Elle a un rôle de représentation du mouvement mutualiste auprès des institutionnels et gère aussi 2 500 centres de soins et cliniques (les services de soins et d'accompagnement mutualistes).

Les conditions d'installation, d'exercice et de mobilité des professionnels de santé doivent aussi être revues. L'Ordre des médecins a sa part de responsabilité à assumer sur le sujet. Aujourd'hui, quelqu'un qui exerce en cabinet dans une commune, et qui projette d'aller une journée par semaine dans un autre cabinet, doit obtenir une autorisation de l'Ordre. Mais celle-ci peut être contestée par ses consœurs et confrères, libéraux ou médecins hospitaliers, au motif d'une concurrence de leur activité. Ce type de litiges est très fréquent. Trop. Il faut assouplir les règles.

Enfin, il faut permettre à toutes ces structures de former les médecins. C'est déjà le cas, rappelons-le, des maisons pluriprofessionnelles à visée universitaire. Mais nous devons aller plus loin, et élargir cette autorisation de formation à toutes les structures, quel que soit leur cadre juridique. Pour revitaliser les territoires, rien de mieux que de créer des liens entre les jeunes et les acteurs du terrain au plus tôt, dès la période des études[1].

Cela suppose bien sûr d'organiser l'accueil des internes et éventuellement de leurs familles, de prendre en charge certains de leurs frais, d'aider éventuellement à la recherche d'emploi du conjoint... Ce que font d'ailleurs les départements qui réussissent aujourd'hui à attirer de jeunes médecins, comme le Cher ou l'Aveyron. Ce dernier est l'un des seuls départements ruraux à se prévaloir d'avoir plus d'installations de jeunes médecins sur ses terres que de départs à la retraite. Et ce, dès 2014. Sa recette miracle ? Attirer les internes. En leur offrant des stages sportifs et « adrénaline » pour qu'ils découvrent toute la richesse naturelle du

1. Voir le chapitre 2.

département. Mais aussi, plus fondamentalement, en mettant en place tout un système d'aide aux transports et au logement.

Ces jeunes qui se forment dans un territoire et choisissent d'y rester deux ou trois ans après leur internat doivent pouvoir valoriser ce choix. C'est la raison pour laquelle nous prônons la création d'un statut équivalent à celui d'assistant à l'hôpital pour les jeunes médecins désirant approfondir leur projet professionnel dans le monde libéral.

Il s'agirait d'un statut d'« assistant de territoire » dans lequel le jeune s'engagerait, sur la base du volontariat, dans une zone en tension démographique. Ce statut donnerait droit à un encadrement par des médecins maîtres de stage installés sur le territoire choisi, à des droits sociaux sécurisants, et surtout aux mêmes avantages conventionnels que ceux consentis aux assistants des hôpitaux, à savoir une ouverture au secteur 2 après deux ans d'exercice. Le temps de travail de l'assistant serait réparti entre plusieurs structures ambulatoires, afin de lui permettre de parfaire sa connaissance du terrain. Ainsi pourrait-il préciser son projet professionnel et mieux s'installer avec sa famille, tout en apportant du soin dans ces territoires.

Informer les patients

Dernier impératif pour organiser les soins de façon optimale dans un territoire : créer des points d'information communs aux patients, étudiants, médecins et élus d'autres collectivités territoriales.

Les patients doivent pouvoir comprendre quel parcours de soins leur est proposé, connaître les aides à la prise en charge de telle ou telle pathologie (Alzheimer par exemple), les étudiants doivent pouvoir localiser rapidement leurs terrains de stages potentiels, et les médecins être au courant des besoins. Quant aux élus locaux, ils doivent pouvoir mutualiser leurs besoins.

Des lieux d'information existent aujourd'hui, mais ils sont dispersés et proposent souvent des données partielles. L'Assurance maladie a sa plate-forme, les ARS aussi... Arrêtons la surenchère ! Et gardons-nous des enjeux de pouvoirs, bien dérisoires en la matière.

L'université, l'Assurance maladie, les associations de patients, les assureurs, les mutuelles, la gouvernance, les représentants des collectivités et bien sûr l'Ordre des médecins doivent être rassemblés en un lieu unique. À l'échelle du plus petit des départements comme de la plus grande des Régions. Nous avons créé, avec la faculté de Nancy et l'Assurance maladie, un point d'information pour les étudiants[1]. C'est une première étape. Elle doit être élargie à tous les acteurs, et généralisée dans toute la France.

Plutôt que de vouloir contraindre l'installation des professionnels de santé, lançons une nouvelle dynamique de démocratie sanitaire !

1. https://medecine.univ-lorraine.fr/etudiants/la-passerelle/fr

5

On nous dit : « L'hôpital va tout organiser autour de lui. » Qu'il sorte d'abord de ses murs !

N'ayons pas peur de l'affirmer : le fonctionnement de l'hôpital illustre jusqu'à la caricature la pesanteur d'un système de santé hyper-administré et hyper-centralisé. Au bord de l'asphyxie. Étouffé par un financement évoluant au gré des politiques de santé et conditionné au nombre d'actes. Par des restructurations en série, des normes de fonctionnement, de prise en charge, des exigences de certification édictées par la Haute Autorité de santé. Placé sous l'autorité d'un directeur devenu chef d'entreprise...

Pour fonctionner aujourd'hui, un hôpital doit cocher toutes ces cases. Ceux qui y travaillent sont devenus des acteurs de la régulation économique malgré eux, sous la férule d'un directeur omnipotent. Tandis que le président de la CME[1], un médecin élu par ses pairs, essaie tant bien que mal de participer aux décisions, que les élus locaux sont relégués au sein du conseil de surveillance, et les usagers cantonnés à leurs lits de malades.

1. Commission médicale d'établissement.

Bousculé, malmené, l'hôpital subit toutes les crises : de financement, d'organisation, d'identité. En quarante ans de logique économique, sa mission s'est brouillée. Soumis à toutes les pressions, les établissements se sont refermés entre leurs murs, mobilisant toutes leurs forces pour faire tourner vaille que vaille leurs services, avec le peu de moyens disponibles.

Aujourd'hui, c'est pourtant lui, l'hôpital, qui est sommé par la gouvernance d'organiser l'offre de soins dans les territoires. En créant les GHT, la loi de modernisation de notre système de santé a décidé de faire des établissements universitaires ou régionaux les chefs de file de l'offre de soins. À charge pour eux d'organiser, de regrouper, d'animer, de fédérer… Autant demander à un asthmatique de s'aligner sur la ligne de départ d'un marathon ! Paradoxe total. Décision technocratique sans considération du quotidien des hôpitaux.

Comme pour les maisons de santé, une fois de plus, la gouvernance fait les choses à l'envers. L'organisation de soins hospitaliers doit procéder d'une tout autre méthode en partant, là aussi, de la réalité du terrain.

Pour comprendre les raisons de la crise hospitalière, il faut plonger dans le passé. Remonter aux ordonnances Debré de 1958. Jusqu'à cette date, les médecins hospitaliers peuvent exercer à la fois dans leur service et dans le privé. C'est ce que l'on appelle les « temps partiels ». Beaucoup de grands patrons et médecins hospitaliers ont alors cette double activité : hospitalière et libérale. Le passage d'un secteur à l'autre est fluide, pour les soignants comme pour les malades. Les ordonnances de Robert Debré bouleversent ce mode de fonctionnement, en créant d'une part les centres hospitalo-universitaires (CHU), et d'autre part les médecins à temps plein hospitalo-universitaires. Ceux-ci exercent désormais uniquement en établissement. L'objectif de l'époque est compréhensible : il s'agit de relancer la recherche, de développer l'activité universitaire. Ces deux exigences sont élevées au rang de priorités nationales et, pour ce faire, les médecins doivent pouvoir s'y consacrer totalement. On les « enferme » donc dans les CHU.

En 2007, nouveau bouleversement. La T2A[1] remplace le système de dotation globale financé par l'État et calé sur le niveau de dépenses des années précédentes. Avec la T2A, l'Assurance maladie prend le relais de l'État, et calcule le « budget » de l'hôpital en fonction du niveau de son activité, chaque acte étant assorti d'une certaine « valeur ». Comme dans le monde privé. Les hôpitaux sont donc conviés à multiplier le nombre de leurs actes pour avoir le plus de financements possible.

Au passage, je remarque que c'est précisément ce que la gouvernance reproche aux médecins libéraux et aux cliniques privées : faire beaucoup d'actes pour dégager une rémunération plus importante ! La logique comptable a parfois les idées courtes...

Mais point d'états d'âme pour la gouvernance : deux ans plus tard, en 2009, la loi HPST[2] de Roselyne Bachelot vient compléter cette nouvelle organisation. Outre la création des ARS (agences régionales de santé)[3], cette loi vise à instaurer un « management d'équipe » au sein des hôpitaux. L'objectif est de concentrer les services en pôles, animés par des médecins « managers », afin d'aider à la rationalisation des dépenses. Au lieu d'avoir des services gérés individuellement les uns à

1. Tarification à l'activité, mise en place par le plan Hôpital 2007.
2. Loi Hôpital, patients, santé et territoires, du 21 juillet 2009.
3. Lire le chapitre 1.

côté des autres, on réorganise, on centralise, pour créer des départements. La logique, là encore, est celle d'une entreprise.

Au sein des hôpitaux, peu à peu, les perceptions changent : plus les années passent, plus les personnels se sentent avant tout considérés comme des agents économiques chargés de produire des richesses. Utilisés au maximum de leurs compétences, sans souci de leur bien-être. Manque de personnel, d'équipement, de lits disponibles, de coordination, cadences infernales, horaires à rallonge… Le malaise hospitalier se développe sur ce « terreau » – se transformant en vraie souffrance parfois – et est partagé par tous, médecins, infirmières, aides-soignants et personnel administratif. Une vraie crise d'identité.

Ils ont choisi de travailler à l'hôpital parce qu'ils avaient un attachement au service public, au service aux autres. Dans ce qu'ils croyaient être une maison accueillante et structurante. Et voici qu'ils se retrouvent dans une entreprise qui les pressurise sans aucune considération pour eux ni leurs patients. J'ai déjà évoqué cette cruelle désillusion[1], mais j'y reviens ici, car elle est clairement la conséquence des décisions prises depuis 1958.

Urgences et maternités

Les urgences constituent l'illustration type de cette crise identitaire. Elles sont débordées. Le constat est connu. Selon un rapport sénatorial publié en

1. Lire le chapitre 1.

septembre 2017[1], leur fréquentation a augmenté de 42 % entre 2002 et 2015, pour arriver à plus de vingt millions de passages par an.

Cet afflux d'abord est lié au fait que les urgences sont d'accès totalement libre. En gros, n'importe qui peut s'y rendre, pour n'importe quel problème, à n'importe quelle heure et n'importe où. Les urgences sont passées d'un rôle de prise en charge de problèmes aigus de santé à un rôle de prise en charge de personnes qui ont un besoin aigu de voir un médecin, ce qui est bien différent. On y va bien sûr parce que l'on a un problème de santé, mais aussi parce que l'on n'a pas pu ou voulu avoir une consultation ailleurs, faute de temps ou d'argent à consacrer à une avance de frais.

Les urgences sont aussi devenues la porte d'entrée quasi unique de l'hôpital, faute d'une organisation appropriée. Les médecins libéraux ne peuvent plus faire entrer de malade directement dans un service. Il y a quelques années, lorsque nous avions un patient avec un problème d'essoufflement qui pouvait avoir une origine cardiaque, nous appelions le responsable du service hospitalier pour lui demander s'il avait la possibilité de le prendre en charge dans son équipe, pour lui faire passer des examens. Aujourd'hui, un tel cas de figure est devenu très rare. Le plus souvent, le service que nous sollicitons nous demande d'abord de faire passer notre patient par les urgences.

Le résultat est qu'il y a beaucoup de monde aux urgences... sans que cela soit nécessairement justifié. Paradoxe bien perturbant pour les équipes. Car, *in fine*,

1. Laurent Cohen, Catherine Génisson et René-Paul Savary, « Rapport d'information sur la situation des urgences hospitalières » pour la commission des Affaires sociales du Sénat, 12 septembre 2017.

les personnels – internes, assistants, médecins à temps plein, infirmiers, aides-soignants, brancardiers... – ont plus le sentiment d'être des prestataires de consultations pour tout et n'importe quoi que de se livrer au réel exercice d'urgence médicale. Quelle est donc leur mission ? Traiter un cas vital, ou soigner une entorse qui aurait pu être prise en charge par un généraliste le lendemain ? Ajoutez à cela le fait qu'ils n'ont pas toujours les moyens d'hospitaliser les patients, faute de lits disponibles dans le service adapté de l'hôpital. Qu'il leur faut donc passer du temps à essayer de trouver un lit quelque part. Voire garder les personnes aux urgences quand elles n'ont plus rien à y faire. Et tout cela dans un climat d'agressivité caractérisé, et parfois de violences physiques. Et vous comprendrez la très grande souffrance psychologique des urgentistes.

De même, les maternités subissent de plein fouet les conséquences des politiques de ces dernières années. La gouvernance a choisi de fermer des centaines de maternités de petite et de moyenne taille qui ne présentaient pas un « taux minimal d'accouchements par année ». Il fallait pouvoir produire des « critères de sécurité normés » qui permettraient de certifier que l'établissement avait les moyens humains et techniques de prendre en charge tous types de problèmes. Décision a donc été prise de concentrer les accouchements dans des structures équipées au plus haut niveau. Ce qui a découragé les vocations : transformées en usines à naissances, les maternités sont devenues moins attirantes pour les professionnels de santé. Un cercle vicieux s'est enclenché : moins de candidats, donc un recours plus grand à du personnel vacataire et, du fait d'un important *turnover*, une qualité de vie d'équipe considérablement dégradée.

Les mercenaires

C'est en effet l'une des conséquences du malaise des personnels : la désaffection de certains services hospitaliers et établissements. Si les grands centres hospitaliers régionaux ou universitaires recrutent sans problème leurs médecins, ce n'est plus le cas des hôpitaux locaux. Selon une enquête de la Fédération hospitalière de France (FHF) publiée en novembre 2017, un quart des postes à temps plein de praticiens hospitaliers étaient vacants en 2016 ! La faiblesse des rémunérations et la pénibilité des conditions d'exercice (surcharge de travail, semaines de 60 heures, insuffisance de temps de repos entre deux gardes...) découragent nombre de jeunes diplômés.

Pour faire tourner leurs services et assurer les gardes, certains petits hôpitaux n'ont d'autre choix que de faire appel à ceux que l'on nomme les « mercenaires ». Des contractuels, dont le paradoxe est qu'ils sont rémunérés à des tarifs bien supérieurs à ceux des statutaires !

Dans son rapport parlementaire, le député de l'Isère Olivier Véran évoque en ces termes le « mercenaire » : « Tandis qu'un praticien hospitalier gagne environ 260 euros net par jour travaillé, il perçoit en moyenne 650 euros net en mission temporaire. *Idem* pour le prix d'une garde de vingt-quatre heures, qui passe de 600 à 1 300 euros. Une fois additionnés les indemnités spécifiques, frais d'hébergement, de transport et de bouche, les frais d'agence, les diverses charges, le coût global est triplé[1]. » Cette incroyable politique de

1. « Hôpital cherche médecins, coûte que coûte. Essor et dérives du marché de l'emploi médical temporaire à l'hôpital public », décembre 2013.

gestion des ressources humaines coûterait la bagatelle de 500 millions d'euros par an aux hôpitaux français, selon Olivier Véran. On marche sur la tête !

Il n'est guère étonnant que certains de nos consœurs et confrères s'en soient fait une « spécialité ». Le député estimait à six mille « le nombre de médecins temporaires réguliers à exclusifs à l'hôpital public, auxquels il faut ajouter les nombreux médecins effectuant des missions occasionnelles, en plus de leur activité régulière ». Profil de ces « mercenaires » : « Cela peut être le jeune qui ne cherche pas à se fixer tout de suite (20 %), une mère de famille (25 %), un senior retraité (25 %). Dans 30 % des cas, enfin, il s'agirait d'un professionnel de l'intérim. »

Conscient de ce scandale, le gouvernement a fait passer un décret, fin 2017, pour limiter les rémunérations de ces personnels intérimaires à 1 404 euros par vingt-quatre heures en 2018, 1 287 euros en 2019 et 1 170 euros en 2020. Mais nous sommes encore loin des tarifs pratiqués pour les praticiens hospitaliers à temps plein…

Le mirage des pôles hospitaliers

En 2016, la loi de modernisation de notre système de santé, de Marisol Touraine, est venue se greffer sur cette crise profonde. Avec une idée : restructurer l'offre publique de soins dans les territoires. Elle a donc créé les groupements hospitaliers de territoire (GHT).

En 2009, la loi HPST avait créé des pôles dans les services. Cette fois, sont créés des « pôles hospitaliers » regroupant plusieurs établissements publics d'un même territoire afin de mutualiser les dépenses et d'optimiser les recettes. Par principe, l'hôpital universitaire ou régional en est le « leader », puisqu'il fait le plus d'actes, est le mieux équipé, et a le plus de services et de médecins. La haute technicité lui est dévolue. Les soins de suivi et de proximité, eux, sont laissés aux petites structures.

Pour les personnels qui étaient déjà dans une situation de souffrance, c'est la goutte d'eau qui fait déborder le vase. Jusqu'alors, au moins étaient-ils attachés à un service, à un établissement. Désormais, ils sont rattachés à un territoire, plus ou moins étendu. Avec un sentiment de plus grande précarité, et dans une logique plus que jamais productiviste. Bel effet des GHT !

Ces groupements ont par ailleurs une particularité bien fâcheuse : ils n'englobent que les établissements publics. Les cliniques sont à l'écart du dispositif, de même que les médecins libéraux. L'organisation de l'offre de soins dans un territoire, d'accord, mais chacun dans son coin ! La coopération entre acteurs, oui, mais seulement entre acteurs publics !

Les ARS œuvrent une fois encore avec une finesse toute technocratique à la formalisation de ces GHT. Les chiffres parlent d'eux-mêmes : fin 2017, selon le ministère des Solidarités et de la Santé, les 850 hôpitaux publics étaient répartis en 135 GHT[1]. Des entités comprenant de 2 à 20 établissements et couvrant des territoires peuplés de 100 000 à 2,5 millions d'habitants. Dans de nombreux cas, les ARS ont préféré respecter les logiques administratives et créer un seul GHT par département, sans se soucier des bassins de population. Alors même que l'objectif de la réforme était de « coller » au plus près des besoins du terrain...

1. Ce qui ne signifie pas qu'ils fonctionnaient à cette date...

Réformer, comment ?

L'essentiel pour nous est de sortir l'hôpital de la tarification à l'activité. Tant que celui-ci sera géré sur un principe où il lui faut faire une course aux actes pour fonctionner, il ne pourra se replacer au cœur de sa mission de service public. Pas plus qu'il ne pourra se sortir d'une logique concurrentielle avec les autres acteurs. Il faut lui donner les moyens de cesser d'absorber toute l'activité médicale autour de lui. En ces temps de course à l'acte, sait-on que des directeurs d'hôpitaux contestent aujourd'hui devant les tribunaux les autorisations d'installation que donne l'Ordre aux médecins libéraux ? C'est inédit.

Dans une organisation concurrentielle, l'hyperconcentration des moyens en un seul lieu a forcément une action déstructurante sur un territoire. Il faut donc y mettre un terme avant tout. Une fois ce préalable acquis, nous préconisons de repartir de la réflexion qui a conduit aux GHT, mais en aboutissant à des conclusions différentes.

Nous estimons nous aussi que l'organisation du système hospitalier doit reposer sur une gradation de la prise en charge des patients entre les points d'accueil de premier, deuxième et troisième recours. Avec d'une part des lieux de très haute technicité pour la prise en charge de pathologies compliquées[1]. Et d'autre part des établissements hospitaliers de proximité[2], dans lesquels des spécialistes prennent en charge les patients adressés par leurs confrères libéraux.

1. Hôpitaux dits « de troisième recours ».
2. Hôpitaux dits « de deuxième recours ».

De ce point de vue, nous sommes donc bien dans la logique des GHT, et favorables à une complémentarité dans un même territoire. Prenons l'exemple d'une personne atteinte d'un cancer des ganglions. Les premiers symptômes seront décelés par un médecin de proximité. Le diagnostic sera affiné dans un établissement de deuxième recours, puis l'ensemble des protocoles thérapeutiques et de prise en charge défini dans l'hôpital de troisième recours. Une fois cette étape franchie, le patient pourra revenir vers le deuxième recours ou même son médecin de proximité pour le suivi de son traitement. Il se rendra de temps à autre à l'hôpital de troisième recours pour d'éventuelles modifications du protocole de sa prise en charge.

Mais la similitude entre nos projets s'arrête là. D'une part parce que nous confions aux acteurs de terrain l'initiative de la formalisation de ces regroupements. D'autre part, et surtout, parce que nous intégrons dans le projet tous les acteurs de santé. Pourquoi, en effet, exclure les cliniques et les médecins libéraux de cette dynamique de coopération ? Si l'on veut mieux organiser les soins à l'échelle d'un territoire, il faut inclure tous les acteurs de santé du bassin de population. Constituer des groupements de santé de territoire, au lieu de simples « groupements hospitaliers de territoire ».

Prenons là encore un exemple : dans le système actuel des GHT, l'hôpital régional va initier un groupement avec les établissements publics locaux de son territoire. Mais pas avec la clinique de sa ville spécialisée dans les problèmes cardiaques, et disposant de matériel de très haute technologie pour les greffes ou les interventions chirurgicales. Quelle est la logique de cette organisation ?

Le groupement de santé de territoire créé dans les Deux-Sèvres, par dérogation complète de la loi, intègre cliniques et médecins libéraux[1]. L'hôpital de Niort investit dans la très haute technicité, les hôpitaux et cliniques alentour sont organisés pour une prise en charge de deuxième recours. Les équipes médicales peuvent aller d'un niveau à l'autre, en fonction de leurs besoins. À charge pour l'hôpital de Niort d'animer ce réseau. C'est exactement la démarche que nous préconisons.

Car, au fond, notre projet repose sur une conviction : tous les médecins participent au service au public, quels que soient leur statut et leur mode d'exercice. Qu'ils soient libéraux, privés, salariés, hospitaliers, ils remplissent tous la même mission. Par leur profession, ils sont tous des acteurs de bientraitance, qui se consacrent à la population.

Qu'importe donc que l'hôpital soit une structure de service public : il partage les mêmes objectifs en termes de santé que les cliniques ou médecins libéraux de son territoire. Universitaire ou régional, il doit donc jouer un rôle d'animateur de réseau auprès de tous ces professionnels. Il en a toute la légitimité.

Faire sortir l'hôpital de ses murs

Une telle organisation va de pair avec un management moderne des équipes soignantes hospitalières. Ceci implique une adaptation des statuts, des rémunérations, des temps de travail, de la formation initiale et permanente. Avec aussi la mise en place d'un travail en équipe sur le mode collaboratif, et non plus

1. Initiative déjà mentionnée au chapitre 4.

pyramidal. La logique de coopération ne doit pas être réservée aux établissements. Elle doit aussi s'appliquer aux personnels eux-mêmes.

Pourquoi même ne pas imaginer des professions de santé réunies en équipes, au-delà de leurs modes d'exercice et de leurs statuts, dans le seul objectif de répondre aux priorités de santé de leur territoire ? Nous approchons là sans doute d'une utopie, mais qu'importe. Il n'est pas interdit de dresser les grandes lignes d'une révolution à mener : établir de la mobilité entre statuts, des équivalences. Peut-être même revenir à ce qui existait avant 1958 : quand les médecins libéraux venaient à l'hôpital, et quand leurs consœurs et confrères hospitaliers pouvaient sortir de leurs établissements.

Le patient devant pouvoir circuler entre différents niveaux de prise en charge sur un territoire donné, il faut être en mesure de l'accompagner. Mettre en place une organisation dans laquelle les acteurs de soins soient complémentaires et mobiles. Le monde libéral pratique déjà la mobilité entre cliniques et cabinets. Pourquoi ne pas l'élargir ?

Dans un monde idéal, voilà quel devrait être le « parcours de santé » d'un malade insuffisant cardiaque. Suivi par son médecin traitant et un cardiologue en ville, il doit être hospitalisé. Le généraliste prend donc contact avec ses collègues de l'hôpital pour organiser l'entrée du patient au service de cardiologie. Il définit avec eux les moments où il pourra participer aux réunions, rencontrer l'équipe. Il est tenu au courant des traitements mis en œuvre, reçoit des informations régulières sur l'état de son patient. Et non seulement il est averti lorsque le patient rentre chez lui, mais il est associé à l'élaboration du protocole de suivi et à la consultation de contrôle organisée un mois après.

Aujourd'hui, rappelons que le médecin généraliste qui envoie un patient à l'hôpital a, dans le meilleur des cas, l'interne de garde en ligne. Le plus souvent, il perd tout contact avec son patient, sans savoir quand il ressortira ni après quelle prise en charge. Il lui faut attendre que le patient revienne le voir au cabinet pour avoir des informations.

Dans un monde idéal, une équipe de l'hôpital régional spécialisée dans la prise en charge du diabète devrait pouvoir sortir de son établissement pour faire des consultations avancées à la maison de santé pluridisciplinaire. L'échelon de proximité serait ainsi valorisé. Et les patients pourraient bénéficier de l'expertise de spécialistes près de chez eux.

Dans un sens comme dans l'autre : il faut de la mobilité. La complémentarité doit s'appliquer partout. Un hôpital doit pouvoir renoncer à avoir son propre service de chirurgie digestive si la clinique d'à côté dispose d'un équipement très pointu dans cette spécialité. Et *vice versa*.

De tels groupements de coopération entre public et privé existent déjà, mais ils procèdent encore de la dérogation et non d'un principe organisationnel. Ainsi, l'hôpital de Cahors, qui ne possède pas de service de chirurgie ophtalmologique, met-il un bloc opératoire à disposition d'ophtalmologues libéraux exerçant en ville afin que ceux-ci puissent y opérer.

Coopérer, décloisonner, rouvrir l'hôpital aux acteurs ambulatoires, cesser de faire des services d'urgences la porte d'entrée unique, reconstruire le lien avec le territoire, créer la dimension d'une équipe de santé pluri-exercice associant tous les acteurs. Voilà les maîtres-mots !

Notre réflexion commence fort heureusement à être entendue. Aujourd'hui, la ministre des Solidarités et de la Santé dit elle-même que l'hôpital est arrivé au bout d'un cycle. L'idée se diffuse qu'aucun acteur de santé ne peut à lui seul proposer une offre de soins satisfaisante. Qu'il faut transformer les dérogations ou systèmes D plus ou moins tolérés en principes d'organisation. Laisser se développer les initiatives dans les territoires. Les libérer.

Revenons donc aux fondamentaux. Faisons sortir l'hôpital de la course à l'acte. Redonnons-lui les moyens de s'affranchir de la rentabilité économique pour entrer dans le monde structurant de l'efficacité en matière de santé. Investissons dans la technologie, la dématérialisation, la circulation de l'information, les équipements nouveaux. Payons mieux les gens qui y travaillent. Et valorisons-les en mettant en place un mode de fonctionnement collaboratif.

6

On nous dit : « Nous voulons l'accès aux soins pour tous. » Renforçons notre système solidaire !

Savent-ils bien de quoi ils parlent, nos gouvernants, lorsqu'ils promettent l'accès aux soins pour tous ? C'est à se demander. Dans leur bouche, la question se résume souvent à « Est-ce que les Français ont près de chez eux les médecins, les infirmiers, les kinésithérapeutes nécessaires pour pouvoir être soignés ? » ou encore à « Comment répartir les professionnels de santé partout sur le territoire ? » Mais la question n'est pas que géographique. Elle est d'abord et avant toute chose de savoir comment on permet à nos concitoyens d'accéder aux soins quels que soient leurs moyens, leur âge, leur catégorie sociale, et – bien sûr – leur lieu d'habitation.

Reléguée parfois au second plan, la question financière et sociale est pourtant primordiale. Je l'observe quotidiennement dans mon exercice de généraliste : des populations sont tombées dans la précarité ces dernières années. Les demandeurs d'emploi de longue durée qui basculent dans le RSA, la veuve qui n'a jamais travaillé et qui vit avec 800 euros de pension de réversion, les jeunes, en particulier les étudiants... Et, plus grave, les enfants. Plus de trois millions d'enfants, soit un sur cinq, vivent sous le seuil de pauvreté en France[1]. Cela me préoccupe beaucoup.

En moyenne aujourd'hui, 4 Français sur 10 ont déjà renoncé à consulter un médecin, dentiste ou ophtalmologue, faute de ressources suffisantes[2]. Comment permettre l'accès aux soins à celui qui n'a pas assez d'argent pour se faire soigner les dents ou se faire équiper d'une prothèse auditive, à celle qui n'a pas de suivi gynécologique et dont le cancer du col de l'utérus sera dépisté trop tard, ou à l'enfant qui sera passé au travers de tous les suivis de la croissance et chez qui on diagnostiquera une obésité, marqueur essentiel de la précarité ?

En matière de santé, la précarité entraîne enfants, femmes et hommes dans un cercle vicieux redoutable. Pas d'argent pour se soigner, pas d'accès à l'information non plus – la fracture numérique ayant un effet démultiplicateur, de ce point de vue. Croire que tout le monde peut utiliser facilement Internet est une erreur. Beaucoup en sont exclus. Quand un laboratoire dit à une personne vivant dans des conditions précaires qu'il lui faudra consulter les résultats de ses analyses sur Internet, que se passe-t-il ? Soit elle renonce, soit elle demande à un « médiateur technologique » – très souvent son médecin – de rechercher les informations pour elle. En tant que généraliste, je constate de plus en plus cette demande. Mes consœurs et confrères partagent cette expérience, ce qui soit dit en passant

1. « Pauvreté des enfants en France », rapport de l'Unicef France, 2015.

2. C'est ce que montrait notamment la grande consultation réalisée fin 2015 pour l'Ordre des médecins par l'institut Elabe auprès de 35 000 médecins et 4 000 usagers de santé.

renforce leur impression de consacrer leur temps aux tâches administratives...

Face à la précarité, miser sur la multiplication des points d'accès aux soins ne suffit pas. En Seine-Saint-Denis, je sais bien que les populations les plus précaires n'y viendront pas plus. Tout comme les campagnes de dépistage du cancer du sein que nous organisons depuis vingt-cinq ans dans mon département n'ont jamais atteint les femmes les plus pauvres...

Le tiers payant généralisé, tel que prévu par Marisol Touraine, ne constitue pas non plus une solution. Nous nous sommes opposés vigoureusement à cette généralisation obligatoire. D'abord parce qu'il a créé une confusion : on a laissé entendre aux usagers que les soins allaient devenir gratuits, ce qui est inexact. Ne pas avancer d'argent pour régler sa consultation, ses médicaments ou sa radio ne veut pas dire que ces prestations ne coûtent rien et ne seront pas payées ! L'Assurance maladie devrait d'ailleurs fournir une facture, tous les ans, à chaque assuré social, qui pourrait ainsi savoir ce que ses soins ont coûté globalement à notre système de santé. Cela avec une visée pédagogique.

Quant au tiers payant en lui-même, nous n'y sommes pas opposés : nous le pratiquons même très souvent, dans le cadre de la couverture médicale universelle (CMU), d'un suivi de grossesse et de la trentaine d'affections de longue durée prises en charge à 100 % par l'Assurance maladie[1]. Mais autant nous acceptons le tiers payant pour nos patients qui ne peuvent pas avancer le prix de nos consultations, autant nous n'avons

1. Telles que les diabètes de types 1 et 2, les maladies d'Alzheimer et de Parkinson, la mucoviscidose, la sclérose en plaques, les cancers, le Sida, les insuffisances cardiaques et respiratoires graves, certaines affections psychiatriques, etc.

pas compris pourquoi nous aurions dû accorder une dispense d'avance des frais à un cadre supérieur ou à un patron. Et faire ainsi la régulation de la trésorerie de l'Assurance maladie ! Cela n'avait pas de sens.

Le gouvernement de Manuel Valls a clamé avoir réglé le problème de l'accès aux soins pour tous. Et Marisol Touraine a cru devenir la ministre d'une mesure emblématique. Mais c'était un leurre. À tel point d'ailleurs que le gouvernement d'Édouard Philippe a décrété un moratoire sur cette généralisation du tiers payant. Il a simplement étendu le dispositif aux polypathologies, ce que nous avions demandé : ces affections nécessitent des soins récurrents et concernent souvent des personnes âgées sans beaucoup de revenus. Une mesure qui, elle, a du sens, mais ne règle pas plus la question de l'universalité des soins. Pour la résoudre, il faut plutôt en revenir aux fondamentaux du système de sécurité sociale.

La Sécurité sociale a été instituée par le Conseil national de la Résistance, selon les règles contenues dans l'ordonnance du 4 octobre 1945. Il n'est pas superflu, aujourd'hui, d'en citer quelques extraits : « La Sécurité sociale est la garantie donnée à chacun qu'en toutes circonstances il disposera des moyens nécessaires pour assurer sa subsistance et celle de sa famille dans des conditions décentes. Trouvant sa justification dans un souci élémentaire de justice sociale, elle répond à la préoccupation de débarrasser les travailleurs de l'incertitude du lendemain, de cette incertitude constante qui crée chez eux un sentiment d'infériorité et qui est la base réelle et profonde de la distinction des classes entre les possédants sûrs d'eux-mêmes et de leur avenir et les travailleurs sur qui pèse, à tout moment, la menace de la misère. » Et, un peu plus loin : « La Sécurité sociale appelle l'aménagement d'une vaste organisation nationale d'entraide obligatoire qui ne peut atteindre sa pleine efficacité que si elle présente un caractère de très grande généralité à la fois quant aux personnes qu'elle englobe et quant aux risques qu'elle couvre. Le but à atteindre est la réalisation d'un plan qui couvre l'ensemble de la population du pays contre l'ensemble des facteurs d'insécurité ; un tel résultat ne s'obtiendra qu'au prix de longues années d'efforts persévérants, mais ce qu'il est possible de faire aujourd'hui, c'est d'organiser le cadre dans lequel se réalisera progressivement ce plan. »

Le principe de solidarité en est le fondement. Chacun participe au financement du système par le biais d'une cotisation sociale à hauteur de ses revenus. En retour, chacun peut bénéficier des mêmes soins, quels que soient ses revenus.

La logique économique a grignoté ces principes à partir des années 1970 : on a cherché à équilibrer les comptes. La capacité de l'Assurance maladie à financer seule les soins a été remise en question. Pour ne pas augmenter de façon trop forte la pression des cotisations, on a relevé le ticket modérateur à la charge des consommateurs de soins... et fait entrer les mutualistes, les instituts de prévoyance et les assureurs dans le système. Jouant au fil des ans d'un subtil « dosage » sur le niveau de remboursement de chacun : un peu moins sur l'Assurance maladie, toujours un peu plus pour les assurés et les complémentaires... À tel point que ces dernières ont commencé à réclamer d'avoir leur mot à dire dans la régulation du système, de pouvoir peser aussi sur les dépenses. Payeur, oui, mais pas aveugle.

Peu à peu, assureurs et mutuelles ont donc pris en charge de plus en plus de dépenses de santé : 13,5 %

de l'ensemble des soins et biens médicaux en 2014[1]. Les personnes qui n'avaient pas les moyens de financer de telles prestations ont été aidées[2]. Et comme cela n'a pas suffi, on a instauré l'obligation pour l'employeur de proposer une couverture complémentaire santé minimale à tous ses salariés (avec un coût réparti à 50/50[3]).

Et tout le monde s'est donné bonne conscience...

Une garantie solidaire de base

Cependant, le problème actuel est double. D'une part, en réduisant le niveau de remboursement de l'Assurance maladie, on a continué de grignoter les principes de solidarité de 1945. D'autre part, nous n'avons fait que repousser le problème : le vieillissement de la population et l'explosion des maladies chroniques (aujourd'hui remboursées à 100 %) risquent bien de balayer ce fragile équilibre. Grâce à des technologies médicales toujours plus coûteuses, les Français vont vivre avec leurs maladies plus longtemps, mourir plus tard, et les dépenses de santé vont s'envoler. Aujourd'hui déjà se pose la terrible question de savoir s'il faut financer certains traitements ou médicaments innovants très coûteux. Près de 40 000 euros par an et par patient pour certains médicaments contre le cancer. Même prix pour un traitement contre l'hépatite C[4]. À raison de plus de 200 000 personnes atteintes de

1. Source : Drees-Comptes de la Santé.

2. La couverture maladie universelle complémentaire (Cmuc) a été créée en même temps que la CMU, par la loi du 27 juillet 1999.

3. Loi de sécurisation de l'emploi du 14 juin 2013.

4. Les prix ont été négociés à la baisse par les pouvoirs publics en 2016 et 2017, aux alentours de 28 000 euros.

ce virus[1], cela représente une facture de 8 milliards d'euros. Une somme astronomique à rapporter aux 200 milliards de la totalité des dépenses d'Assurance maladie[2].

Comment financer demain de telles dépenses, liées aux innovations technologiques et médicales ? La solidarité y suffira-t-elle ? Ou bien faudra-t-il renforcer encore la part des complémentaires ? Quelle sera la part respective de chacun ?

L'Assurance maladie est-elle encore capable de financer ce système ?

Il nous faut chercher la réponse en retournant à la source, aux principes, à l'éthique. Je ne sais pas quelle doit être la part que chacun des acteurs doit financer, je ne suis pas économiste. En revanche, je sais que nous ne devons pas nous écarter de ce qui a fondé notre système de sécurité sociale : la solidarité.

Il ne peut y avoir de parcours de santé ou de parcours de soins qui ne soit initialement pris en charge par l'Assurance maladie. L'entrée dans le système de soins ne peut se faire directement *via* les acteurs complémentaires, qu'ils soient assurantiels ou mutualistes. Elle ne doit pas se faire en fonction de ce que vous pouvez apporter comme cotisations, ou de ce que vous allez coûter en dépenses de santé, mais au regard du seul principe de la bientraitance républicaine selon lequel tous les Français ont le droit d'accéder aux soins. Cela est pour nous fondamental.

L'Assurance maladie doit donc proposer à chacun un panier de soins moyen, financé par la solidarité. Celui-ci défini, il restera à construire la façon dont on

1. Source : Inpes.
2. Objectif national de dépenses d'Assurance maladie pour 2018.

prendra en charge le reste. Le président de la République a fixé les objectifs d'un reste à charge zéro pour les lunettes, et les prothèses dentaires et auditives à l'horizon 2022. Mais sans préciser qui paiera quoi. C'est le fruit de négociations actuelles entre complémentaires et gouvernement. Quelles prestations minimales s'engagent-elles à proposer ? À quelle hauteur doivent-elles intervenir ?

Là encore, j'en appelle aux principes fondateurs de la Sécurité sociale : puisque ce n'est pas la capacité financière de chacun d'entre nous qui doit déterminer la possibilité d'être soigné, l'Assurance maladie doit assurer la part majoritaire de la prise en charge. C'est la seule façon de limiter les inégalités. Et c'est un moyen de tempérer l'appétence des complémentaires à intervenir sur la pertinence des soins, à préférer rembourser tel acte plutôt que tel autre. Ni les mutuelles ni les assurances – pas plus que l'Assurance maladie – ne doivent s'ériger en garantes scientifiques de la qualité des soins.

Renforcer le secteur 1

Faciliter l'accès aux soins suppose aussi de mener une politique cohérente de tarification des actes des médecins libéraux. Je veux parler de l'équilibre entre secteur 1 et secteur 2. Celui-ci a été autorisé en 1980. Les difficultés financières de la Sécurité sociale pèsent alors sur les relations entre Assurance maladie et médecins. Les tarifs des consultations des généralistes et des spécialistes sont bloqués. Il est décidé d'autoriser les médecins à se délier des obligations tarifaires, tout en restant dans le système conventionnel, afin que leurs patients continuent d'être remboursés. Le secteur 2 est né. Les honoraires peuvent être librement fixés, la seule obligation à leur sujet étant d'être fixés « avec tact et mesure[1] ». Pour les patients, cette autorisation a des conséquences notables : leurs consultations sont remboursées à hauteur du tarif défini par la Sécurité sociale, le reste étant éventuellement pris en charge par une complémentaire. Une médecine à deux vitesses s'ébauche.

Elle perdure. Beaucoup de spécialistes s'y sont engagés. Sur le principe, nous n'avons rien à y redire. Nous sommes des adeptes de la liberté. Mais il faut savoir raison garder. Les honoraires en secteur 2 doivent être modulés. C'est un principe qui fonde notre action déontologique. Le médecin ne doit pas dire systématiquement « Je vais prendre 100 euros de consultation », mais adapter ses honoraires en fonction de l'acte réalisé, de sa durée, de son degré d'urgence, voire en fonction des ressources de la personne qu'il a en face de lui.

Au-delà, la meilleure façon de réguler le secteur 2 est de... renforcer le secteur 1 ! Plus les rémunérations du secteur conventionné seront adaptées aux exigences de la réalité, moins nombreux seront les médecins en honoraires libres. Ainsi, la création de plusieurs types de consultation en secteur 1 – en fonction du temps passé, de la complexité, de la multiplicité des pathologies, avec des tarifs variant quasiment du simple au quadruple – va dans le bon sens[2].

Un secteur 1 attractif déshabille un secteur 2. Lequel est, rappelons-le, cher pour le médecin, puisque les cotisations sociales qu'il doit acquitter sont plus élevées.

1. L'Ordre des médecins et l'Assurance maladie poursuivent chacun de leur côté les dépassements trop élevés, dès lors qu'il y a dépôt de plainte.

2. Dispositions prévues par la convention médicale de 2016.

Rémunérons mieux le secteur 1, c'est aussi une façon de lutter contre l'inégalité de l'accès aux soins.

Révolution culturelle

Venons-en à présent au facteur géographique. La concentration des équipements et professionnels de santé nuit incontestablement à un accès aux soins équitable. C'est pourtant la logique qui a été suivie jusqu'à la loi de modernisation de notre système de santé, qui a favorisé la création de maisons de santé pluridisciplinaires pluriprofessionnelles et de « super » pôles hospitaliers[1]. Ce faisant, on s'est éloigné d'une partie de la population, notamment des personnes âgées porteuses de polypathologies, qui sont par définition les moins mobiles, et dont le nombre va aller en augmentant ces prochaines années.

Cette politique est à présent infléchie : le gouvernement actuel est plus pragmatique. Mais un gros défi est devant nous, et nous avons toute une révolution culturelle à mener.

Jusque dans les années 1970, on trouvait des médecins partout en France. Y compris dans des lieux où il n'y en avait jamais eu avant... et où il n'y en aura jamais plus maintenant ! Cela a donné à tous l'illusion qu'il pouvait y avoir un médecin, une infirmière ou un kiné dans chaque village. Illusion révélée cruellement au grand jour, au début des années 2000, lorsque les médecins et infirmières ont commencé à prendre leur retraite. Le défi aujourd'hui est de réinstaller du soin partout, sans que les acteurs eux-mêmes s'y installent.

1. Voir les chapitres 4 et 5.

C'est tout l'enjeu. Il faut se débarrasser de cette image d'Épinal du médecin installé dans un village de 900 habitants, travaillant vingt-quatre heures sur vingt-quatre, sept jours sur sept et trois cent soixante-cinq jours par an. L'essentiel aujourd'hui n'est plus d'avoir un médecin sur place, mais d'avoir des professionnels de santé qui viennent régulièrement au village, afin d'assurer les moyens d'une prise en charge correcte de tous. Demain nous aurons des personnes âgées souffrant de polypathologies dans tous les points de notre territoire, dans la Creuse, les plaines du Nord, les vallées des Alpes, les villes, les banlieues. Certaines seront dépendantes. Il nous faut donc être capables de construire un réseau d'accès aux soins mobile et déconcentré.

Il faut définitivement oublier l'idée de faire venir un médecin à Vialas, petit village de Lozère de 700 habitants que je connais bien. Et organiser en lieu et place des permanences de généralistes, de cardiologues, d'ophtalmologues, de pneumologues et d'autres spécialités au sein de l'Ehpad du village. Pas seulement pour les pensionnaires de l'établissement, mais aussi pour toute la population locale. Soyons-en certains : l'accès aux soins sera garanti dans ces conditions, avec l'appui des nouvelles technologies, d'autres professions de santé (kinésithérapeutes et infirmières notamment) et des services sociaux.

Cela implique d'entrer dans une nouvelle logique : déterminer le nombre de consultations de médecine générale et d'actes infirmiers nécessaires en moyenne par jour dans la commune, celui de consultations de cardiologie nécessaires en moyenne par semaine ou par mois, etc.

Les élus locaux vont devoir faire preuve de courage et admettre qu'ils se sont trompés quand ils ont promis à leurs administrés de faire revenir l'offre de soins au village « comme avant ». Et ils pourront le faire d'autant plus facilement que, à dire vrai, nous nous sommes tous trompés. À commencer par nous, Ordre des médecins ! Car il aurait été tout à fait impensable qu'un président plaide pour la mobilité des médecins il y a dix ans !

Depuis, nous avons écouté les acteurs du terrain, nous les avons consultés, médecins et patients[1]. Et nous avons compris qu'il fallait proposer, inventer autre chose. Nous avons été les premiers à prendre conscience de la nécessité de changer de paradigme. D'autres nous rejoignent à présent, ce qui nous réjouit. La prise de conscience devient collective. Il y a quelques années encore, jamais la Fédération hospitalière de France (qui regroupe les hôpitaux publics) n'aurait parlé de consultation avancée hors les murs des établissements. Et jamais la Fédération de l'hospitalisation privée (qui regroupe les cliniques) n'aurait encouragé à créer des équipes de soins communes avec les hôpitaux. Chacun était enfermé dans sa propre logique.

Nous avons réussi peu à peu à convaincre les uns et les autres. Rien ne nous empêche plus de nous mettre en route, ensemble.

1. Notamment au travers de la grande consultation réalisée fin 2015 pour l'Ordre par l'institut Elabe auprès de 35 000 médecins et 4 000 usagers de santé.

7

On nous dit : « La prévention fera baisser les dépenses maladie. » Mais l'objectif doit être la santé de tous !

Faire davantage de prévention pour éviter de futures dépenses de santé. La Cour des comptes le réclame[1], l'OCDE le recommande[2], nombre de politiques et de gouvernants le promettent. Dans l'opinion publique, les deux sujets sont souvent liés.

Pourtant, on est là dans la plus grande confusion. D'abord parce qu'on ne fait pas de la prévention pour contenir des dépenses ultérieures, mais pour assurer une meilleure santé publique. Ne nous trompons pas d'objectif ! Ensuite parce que, lorsque nos responsables politiques et nos administrations évoquent la nécessité de mener des actions de prévention, qu'entendent-ils exactement par là ? Pensent-ils aux campagnes de dépistage ?

1. « L'installation de la prévention au cœur des décisions financières et des pratiques médicales est de nature à éviter des dépenses futures considérables », rapport de la Cour des comptes sur « L'avenir de l'assurance-maladie », novembre 2017.

2. Panorama 2017 de la santé, OCDE.

Aux messages grand public incitant à manger cinq fruits et légumes par jour ? Si tel est le cas, ils ont tout faux. La prévention va bien au-delà. Elle impacte bien plus que l'organisation de notre système de santé.

Le débat autour de la prévention manque aujourd'hui de lisibilité. On se cache derrière des mots, pour ne pas affronter les vrais enjeux. On s'enflamme sur des objectifs. Tabac, alcool, diabète... sans agir sur les causes en amont. Or, une véritable politique de prévention ne devrait pas se résumer en quelques mesures de-ci, de-là. Elle devrait être bâtie comme un tout. Être structurée, cohérente. Ambitieuse.

Mettons tout de suite les choses au point : une vraie politique de prévention n'est pas source d'économies ni de court ni de moyen terme.

Nous nous sommes trompés, ces dernières années. D'abord nous avons assimilé prévention et dépistage. Nous avons cru faire de la prévention en surveillant des taux de cholestérol et en organisant des mammographies. Nous avons ainsi évité que des maladies ne se développent, sauvé des vies. Ce qui est infiniment précieux. Mais ces campagnes nous ont souvent servi d'alibis pour ne pas chercher à faire plus.

Nous avons cru aussi que ces dépistages seraient sources d'économies ultérieures. Armés d'une logique imparable : en débusquant les maladies avant même qu'elles ne se manifestent, nous nous prémunissions de devoir financer ultérieurement le coût des traitements de ces pathologies. Pourtant, le dépistage organisé coûte cher. Plus de 200 millions d'euros pour celui du cancer du sein, alors même que seule 50 % de la population cible y participe[1]. Sans compter le coût du traitement de toutes ces petites

1. Chiffre 2008 de la Haute Autorité de santé.

lésions détectées qui auraient pu ne jamais développer la maladie tant redoutée. L'Institut national du cancer a chiffré à 20 % le taux de surdiagnostic du cancer du sein. C'est beaucoup. Certaines études réalisées à l'étranger évoquent même un taux de plus de 50 %[1]...

Et puis, souvenons-nous du cas édifiant du dépistage du cholestérol. Au cours des années 2000 s'est installée une sorte de psychose de ces lipides. Nous avons appris à dissocier le bon du mauvais, et ce dernier a soudain été pointé du doigt, identifié comme le grand responsable des maladies cardio-vasculaires. Il fallait le débusquer, l'éliminer. Nous avons donc commencé à le traiter systématiquement avec de nouvelles molécules au coût très élevé : les statines. Leurs prescriptions se sont envolées : + 15 % par an entre 2000 et 2004 ! En 2012, plus de six millions de Français suivaient un traitement par statine, pour un coût de remboursement de 1,2 milliard d'euros par an, dont 500 millions d'euros liés à des prescriptions mal adaptées[2]. Puis des études ont montré que ces molécules étaient responsables d'effets secondaires, et que d'autres facteurs entraient en jeu dans le développement des maladies cardio-vasculaires. Que l'activité physique, l'hygiène alimentaire et de vie étaient tout aussi importantes, et qu'il fallait peut-être réserver les statines aux hypercholestérolémies familiales. Et la frénésie des statines a cessé.

Les normes édictées par la Haute Autorité de santé ont joué un rôle non négligeable dans cet emballement de surprescriptions. Votre patient est à plus de 1,6 g/l de mauvais cholestérol ? En tant que médecin, vous devez enclencher un traitement parce que cela est la norme,

1. *Les Échos*, 7 octobre 2017.
2. Source : Caisse nationale d'Assurance maladie.

et que l'on pourrait vous rendre responsable de ne pas l'avoir fait. Même si ce patient est sportif et mène une vie saine. À l'inverse, si vous examinez quelqu'un qui est, lui, à 1,2 g/l, mais fumeur invétéré et amateur de bons vins, la norme ne vous impose pas de traitement, alors qu'il court sans doute des risques plus importants que le patient précédent. Ce système manque de souplesse.

Nous préconisons pour notre part d'établir des référentiels professionnels. Appelés « arbres décisionnels », ceux-ci sont édictés par les acteurs d'une même spécialité. Ils déterminent les conduites pratiques à tenir dans telle ou telle situation, en prenant en compte l'environnement du patient. Ceux-ci n'existent pas encore dans toutes les spécialités aujourd'hui. Nous encourageons leur développement.

La bonne conscience

Nous diffusons aussi quantité de messages grand public dits « de prévention », destinés à modifier les comportements individuels. Les gouvernants y gagnent la paix de leur conscience. Faites du sport, bougez, mangez sainement : en diffusant ces messages, ils ont le sentiment de faire œuvre utile, de préserver la santé de leurs concitoyens. Le discours est très normatif, mais il arrange tout le monde. On « éduque » la population en diffusant ces messages. C'est simple, et peu impliquant.

Mais qui mange cinq fruits et légumes par jour ? Ni vous ni moi. C'est pourtant une bonne façon, nous dit-on, de garder la santé. À dire vrai, nul n'a démontré scientifiquement pourquoi cinq serait le bon chiffre, et non six ou sept... Mais passons ! La norme a été fixée à cinq, tenons-nous-en là.

Dans la vraie vie, les choses sont bien différentes... Si vous disposez de 1,50 euro à dépenser par jour pour quatre personnes à la maison, il est évident que vous allez acheter un paquet de pâtes à 90 centimes d'euros, plutôt qu'un kilo de pommes. La norme n'a aucun intérêt lorsqu'elle ne se confronte pas au quotidien du plus grand nombre, lorsqu'elle n'est que norme « bourgeoise ». Quelle est la portée d'un message recommandant de manger de façon diversifiée, quand les repas d'une famille sont constitués tous les jours de pommes de terre, d'œufs, de riz et d'oignons ? Quel est le sens de prôner trente minutes de marche par jour quand vous voyez réapparaître la tuberculose et la lèpre en Seine-Saint-Denis parce que des familles y vivent dans des logements vétustes et surpeuplés ?

Je ne dis pas que ces messages sont inutiles. Ils participent à une prise de conscience collective de la nécessité de « bien manger » et de se garder de trop de sédentarité, dans une société de consommation qui nous scotche trop souvent devant nos écrans. Mais ils sont bien insuffisants au regard des enjeux colossaux que devrait embrasser une vraie politique de prévention.

Que fait-on réellement aujourd'hui pour prévenir cette véritable « épidémie » qu'est l'obésité, la maladie de ce siècle ? Aux États-Unis, celle-ci touche 40 % de la population, dont 20 % d'adolescents[1]. En Chine, elle a plus que doublé pendant les dernières décennies, frappant là aussi les plus jeunes. En France, la pathologie s'étend. L'obésité affectait 17 % des adultes en 2015. 54 % des hommes et 44 % des femmes étaient en surpoids[2].

1. Source : Centres américains pour le contrôle et la prévention des maladies, chiffres cités par Kenneth Rogoff, *Les Échos*, 6 décembre 2017.

2. Source : « Corpulence des enfants et des adultes en France métropolitaine en 2015 », étude InVS.

Or, l'obésité est pour une grande part une maladie de la pauvreté. Plus on est mal logé, mal nourri, mal éduqué, plus on a de risques d'être obèse. J'ai parmi mes patients une femme que j'ai connue enfant. Une femme que j'ai vue s'effondrer socialement, passer d'un statut d'employée au RSA. Elle a 40 ans, et pèse 110 kilos. Ses deux enfants sont aussi obèses, malgré tous les conseils médicaux sur le « bien-manger » et le sport que j'ai pu lui donner régulièrement. La marginalisation, la malbouffe, la télévision six heures par jour, l'absence d'activité physique, les sodas... Tous ces déterminants sociaux ont été les plus forts. À 14 ans, sa fille pèse 60 kilos. Et son petit garçon, 25 kilos. À 4 ans. Que faire ? La spirale est enclenchée. Le petit garçon ne fera pas de sport parce qu'il est trop gros. Il sera l'objet de moqueries continuelles. La jeune fille aussi. Adultes, tous les deux auront forcément un métier très sédentaire. Vous pouvez être certain qu'ils auront une santé fragile, des problèmes cardio-vasculaires... Et vous, médecin, vous arrivez avec votre message de « manger 5 fruits et légumes par jour » ? Il est bien facile de conseiller à cette femme de changer ses habitudes alimentaires. Avec le RSA, et 2,50 euros en poche par jour, on ne choisit pas ce que l'on donne à manger à ses enfants.

On peut tenir tous les discours généraux de bonne hygiène de vie que l'on veut. Dans ce type de situation, moi, Docteur Bouet, je ne peux que me sentir impuissant. Et bien coupable...

Un champ immense

Les plus âgés et les passionnés d'histoire se souviennent du verre de lait distribué aux écoliers de France en 1954 par le président du Conseil de l'époque, Pierre Mendès France. Participant du plan de lutte contre l'alcoolisme, cette mesure visait à encourager la consommation de lait par les enfants, et à favoriser l'installation sur le long terme d'habitudes alimentaires saines. En ce sens, elle était – avant l'heure – un véritable acte de prévention.

Le concept a été revisité il y a une dizaine d'années, en particulier grâce aux travaux du médecin britannique Sir Michael Marmot, ancien président de l'Association médicale mondiale, membre associé de l'OMS, de l'Unicef et de l'Unesco. L'Ordre des médecins représente la France au sein de l'AMM, fort de sa conviction que la prévention fait partie intégrante de la déontologie de notre métier.

L'idée principale développée par l'Association médicale mondiale est que la maladie ne naît pas seulement de risques biologiques, mais qu'elle peut être liée à d'autres déterminants, sociaux et environnementaux. « Les gens considèrent généralement que la santé est uniquement une affaire de soins. Mais ce n'est pas le manque de soins qui a causé leurs maladies au départ. Ce sont plutôt les conditions dans lesquelles ils sont nés, ont grandi, ont vécu et ont vieilli. Les inégalités sociales entraînent des problèmes de santé[1] », expliquait ainsi Sir Michael Marmot en 2016. La prévention est donc beaucoup plus qu'une affaire de dépistage. Elle ne consiste pas seulement à chercher des signes de

1. Entretien au journal *Métro de Montréal*, 7 avril 2016.

maladie avant que celle-ci ne se manifeste. Elle ne se limite pas non plus à diffuser des consignes d'hygiène de vie. Elle vise à agir sur tout ce qui constitue l'environnement de vie d'une personne. Tout son objet est donc de définir et d'analyser le maximum de déterminants, afin de protéger au mieux les personnes.

Ces déterminants sont avant tout sociaux et environnementaux. Si vous vivez dans une chambre de bonne complètement insalubre, vos risques de développer la tuberculose seront plus grands que si vous habitez un confortable appartement. De même, si vous vivez à côté d'une usine de produits chimiques. Nous pouvons déjà affirmer que le XXIe siècle sera celui des maladies environnementales. Qu'elles soient liées aux changements climatiques, à la dégradation de nos écosystèmes ou aux pollutions.

La prise de conscience est récente, parfois brutale. Là où nous évoquions juste des allergies il y a vingt ans, nous parlons aujourd'hui de particules fines du diesel, de pollen, du bisphénol A des biberons en plastique, et nous découvrons avec effroi les ravages de l'utilisation des pesticides sur la santé des agriculteurs. En 2013, les chercheurs de l'Inserm ont identifié onze pathologies pour lesquelles un lien avec l'exposition aux pesticides était soupçonné. Pour deux d'entre elles (la maladie de Parkinson et le lymphome non hodgkinien), ce lien est désormais juridiquement reconnu : elles sont classées « maladies professionnelles » des agriculteurs en France.

Ces nouveaux risques illustrent de façon magistrale l'insuffisance de nos messages de « prévention ». Recommandons-nous de faire du sport ? Mais réduire la pollution par microparticules du diesel est aussi important que de marcher trente minutes par jour. Et, par ailleurs, dire à un patient de pratiquer une activité sportive en plein pic de pollution est dangereux pour sa santé.

C'est là que les économistes se trompent. La prévention est peut-être susceptible d'éviter de futures dépenses de soins. Mais, pour être efficace, elle a un coût immédiat élevé : son champ d'implication est immense, incommensurable. Il dépasse largement la sphère médicale, pour s'étendre à l'éducation, au logement, au bien-manger, aux conditions de travail, à l'environnement de vie. Il conduit à inventer de nouveaux métiers, à former pour produire de nouvelles compétences. Dans cette nouvelle acception de la prévention, les médecins ne sont plus les seuls dépositaires. Les acteurs sociaux de l'éducation et de l'environnement le sont aussi. Ceci est vrai dans les administrations, les services sociaux, les entreprises ou encore les écoles.

La mobilisation doit être générale. Ainsi, sur l'environnement, la recherche fondamentale doit-elle élargir les connaissances scientifiques sur les facteurs déclencheurs de pathologies. Les professionnels de santé doivent s'engager dans des réseaux de recherche clinique spécifiques, afin de faire remonter un maximum d'informations : si les médecins d'agriculteurs n'avaient pas notifié un grand nombre de lymphomes, personne n'aurait jamais conclu au lien avec les pesticides. L'information doit circuler, pour établir des vérités scientifiquement étayées sur les risques environnementaux et pouvoir traiter les pathologies qui y sont liées. Des experts doivent être formés. Et tout cela doit pouvoir nourrir de nouvelles politiques publiques.

Nous ne devons plus seulement nous intéresser aux soins (le *cure*), mais aussi chercher à agir sur les conditions de vie de nos concitoyens (le *care*).

Un parcours « prévention »

Quelle est la place des médecins dans ce champ nouveau ? Ils doivent être au cœur du réseau social, éducatif, environnemental mis en place pour lutter contre toutes les sortes de précarités. Et tous doivent y participer. Ce serait une erreur de vouloir former seulement certains d'entre eux, ou de vouloir créer une spécialité « prévention ». Le résultat conduirait à faire peser sur une toute petite partie de nos praticiens cet énorme enjeu. Celui-ci doit être l'affaire de tous. Il faut donc y impliquer tous les professionnels de santé.

Adapter la formation des professionnels de santé est un préalable. Celle-ci est aujourd'hui médico-médicale. Elle apprend les pathologies, les traitements, mais elle n'apprend pas aux étudiants ce qu'est la promiscuité, l'insalubrité d'un logement ou le risque au travail. Les spécialistes en santé publique construisent des messages de prévention, mais ils travaillent en administration, font de la recherche, et n'assurent pas de consultations. Quant à la médecine du travail et à la médecine scolaire, voilà bien longtemps qu'on leur a enlevé tous moyens d'efficacité. Elles sont aujourd'hui largement sinistrées.

La première est une filière qui n'attire plus les jeunes médecins (en 2017, 89 postes ont été pourvus, pour 137 postes proposés). Il est vrai que les dernières lois Travail ont abandonné l'objectif – pourtant fondamental – de suivre tous les salariés, pour ne resserrer l'action que sur les postes à risque. Tandis que les responsabilités sont toujours plus lourdes à assumer pour les médecins du travail qui affirment leur indépendance par rapport à l'employeur.

En ce qui concerne la médecine scolaire, il suffit de prendre l'exemple de mon département : en Seine-Saint-Denis ils sont 29 médecins pour 340 000 élèves, soit environ un pour 12 000 ! Quelles actions peuvent-ils mener ? Leurs moyens sont non seulement insuffisants, mais leurs objectifs nombreux et imprécis (prévention, accompagnement social, suivi des situations à risque...). Trop souvent ignorés par leur ministère de tutelle, l'Éducation nationale, ils auraient tout intérêt à regagner le giron du ministère de la Santé.

Ces deux secteurs d'activité devraient en tout cas faire l'objet d'une attention prioritaire, car ils concernent la part active et d'avenir de notre population.

Mieux formés, les médecins doivent aussi pouvoir consacrer un temps suffisamment long à leurs patients, pour saisir au mieux leurs environnements de vie, expliquer, éventuellement trouver des solutions. Prenons l'exemple d'un patient fumeur, qui vient consulter son généraliste parce qu'il a une bronchite. Celui-ci va lui conseiller de baisser sa consommation de tabac, voire de l'arrêter, éventuellement il lui prescrira des patchs. Mais sans grande illusion : même si le patient est motivé en sortant du cabinet médical, on sait bien que ce genre de résolutions ne dure jamais bien longtemps. Une réelle consultation de prévention aurait consisté à prendre le temps d'analyser son comportement, pourquoi il fume, à quels moments, en quelles circonstances... Puis à expliquer les conduites d'évitement possibles, à déterminer les aides et appuis utiles, à conseiller un ou plusieurs rendez-vous avec tel ou tel spécialiste, et éventuellement à définir une stratégie d'arrêt du tabac. Autant d'éléments que le généraliste ne peut pas proposer en quinze ou vingt minutes...

Or, aujourd'hui, l'Assurance maladie ne reconnaît pas d'acte spécifique pour la prévention. Elle continue de penser que celle-ci fait partie naturellement d'une consultation médicale. Alors que nous estimons, au contraire, qu'elle devrait la prendre en charge de façon spécifique. Avec un tarif adapté. Dans notre vision, les « consultations prévention » devraient être obligatoires et remboursées par l'Assurance maladie. Renforcées surtout pendant les deux ou trois premières décennies de la vie, quand tout se joue : les conduites alimentaires, le sport, la sexualité, le « bien-dormir », les addictions au tabac, à l'alcool, aux jeux vidéo, la violence... Hélas, ces périodes sont justement des âges où l'on ne consulte que rarement un médecin. On y va pour les rappels de vaccination, pour une contraception ou une blessure liée au sport. Mais en tout cas de façon épisodique, sans suivi possible.

Dans ces conditions, les actions de prévention ne sont réalisables que de façon « secondaire » : il faut attendre qu'apparaisse une pathologie pour qu'elles puissent se déclencher. Pour reprendre l'exemple cité plus haut, lorsqu'un généraliste reçoit un patient fumeur atteint d'une bronchite, la discussion sur les méfaits du tabac ne peut avoir lieu que parce que celui-ci est malade. Or, la véritable prévention consiste évidemment à intervenir bien avant que ne se déclenchent les problèmes de santé.

Cela implique de changer les habitudes. Aujourd'hui, un patient consulte un médecin parce qu'il a un problème, une douleur. Il veut avoir une réponse immédiate. Le parcours de prévention doit, lui, se construire dans une stratégie globale de bien-être. Ce qui va dans le sens de l'évolution sociale actuelle : tout ce qui est lié au *care* se développe. Mais pour l'instant sans cohérence. On picore ici et là, au gré de ses envies, de son degré d'information sur tel ou tel sujet. Qui plus est, exclusivement si l'on appartient aux catégories sociales les plus aisées.

Nous voulons que chacun puisse construire un parcours de santé. Quelles que soient ses ressources. Et de façon structurée. Celui-ci doit commencer au premier jour de la vie. Avec des rendez-vous réguliers, pour évaluer les déterminants de santé, adaptés aux conditions de vie, différents selon que vous êtes cadre supérieur ou ouvrier agricole. Des rencontres obligatoires, comme en médecine du travail.

Le médecin traitant pourrait logiquement assurer le rôle de coordonnateur de ce parcours de santé. En fonction des risques décelés, il pourrait orienter son patient vers tel ou tel correspondant : un gastro-entérologue ou un neurologue pour transmettre un message de prévention sur les conséquences d'une trop forte alcoolisation sur le système digestif ou sur le développement du cerveau.

D'une façon générale, c'est tout un réseau du *care* qui devrait être mis en place. Avec des enseignants, des psychologues cliniciens en entreprises, des cadres des ressources humaines, des travailleurs sociaux, des services de protection maternelle et infantile (PMI), des nourrices agréées... L'imagination doit être sans limite pour construire ce réseau.

Un tel projet ne va pas, bien sûr, se concrétiser du jour au lendemain. Les difficultés de réalisation sont énormes, et l'on part de loin. Aujourd'hui, dans mon département de Seine-Saint-Denis, je n'ai plus de correspondant en médecine du travail. Et il ne reste plus qu'un médecin scolaire et quatre infirmières pour prendre en charge

12 000 enfants... Que voulez-vous qu'ils fassent ? Certainement pas de la prévention individualisée !

Les professionnels de santé raisonnent plus en termes de spécialité médicale que d'accompagnement global de la personne. Les nouveaux métiers, liés notamment aux risques environnementaux, sont embryonnaires. Les services sociaux destinés au logement, à la santé, à l'éducation, encore cloisonnés. Bref, tout est à construire. Sans compter les énormes chantiers à mener pour lutter contre les particules fines du diesel et les composants chimiques présents dans les produits agricoles et ceux de la vie quotidienne.

La lutte contre le tabac, l'alcool, le diabète est primordiale. Elle n'est cependant qu'une toute petite partie de l'enjeu. Dès lors que l'on parle prévention, le champ est illimité. Les actions complexes à mener. Et les dépenses à due proportion. Les pouvoirs publics s'en effarent. Mais, pour être un brin cynique, n'est-il pas de l'intérêt de nos sociétés d'avoir des producteurs et des consommateurs en bonne santé ?

Plus fondamentalement, pouvons-nous admettre que, demain, la principale cause de morbidité en France soit liée à une maladie sociale, l'obésité ?

8

On nous dit : « Les technologies vont remplacer les médecins. » Mais rien ne se fera sans l'humain !

Transposons-nous dans un proche avenir. Nous sommes dans un village du centre de la France. Mme X, qui y réside, doit avoir une surveillance médicale régulière : elle a de l'hypertension et un taux de cholestérol anormalement élevé pour ses 48 ans. Depuis peu, une cabine de télémédecine a été installée dans une annexe de la mairie. Elle s'y rend tous les mois, s'y assied, et se fait prendre la tension, contrôler le rythme respiratoire, vérifier le fond d'œil par un ensemble de systèmes automatiques. Les données sont ensuite envoyées vers quelqu'un qu'elle ne connaît pas, n'a jamais vu et ne verra jamais. Quelques jours plus tard, Mme X reçoit par e-mail le diagnostic : « Cholestérol, poursuivez le régime sans graisse – pour votre tension, elle est encore haute, prenez tel médicament. Une ordonnance est transmise directement à votre pharmacien. »

À dire vrai, ce scénario est déjà réalité. Sans médecin après le départ à la retraite de son généraliste, le village d'Oberbruck, dans le Haut-Rhin, a été le premier à se doter, fin 2016, d'une salle de téléconsultation médicale, équipée d'une caméra et d'un écran. Une équipe de médecins à distance se relaient pour examiner les patients *via* la caméra, assistés d'une infirmière qui, elle, est sur place.

Ce n'est qu'un début : l'Assurance maladie a négocié au début de l'année 2018 les modalités de remboursement de ce type de consultations, autorisées par la loi HPST. D'aucuns se réjouissent : voilà donc qui résoudrait le problème de pénurie de médecins. Fini les déserts médicaux !

Autant l'affirmer tout de suite : nous sommes là dans l'utopie technologique. Celle-là même qui vous prédit qu'un jour vous n'aurez qu'à vous allonger sur une banquette pendant qu'une machine tournera autour de vous, avec force bruits et lumières clignotantes, pour éditer un diagnostic précis de votre état sur une petite fiche. Un scénario à la *Star Trek*... Je n'ai rien contre la science-fiction, mais c'est un fait : même les plus subtils des robots ne permettront pas de se passer d'un dialogue avec un médecin pour construire un diagnostic précis et une démarche globale de prise en charge de qualité.

Prenons un exemple : un homme d'une quarantaine d'années a des douleurs au ventre, suffisamment violentes pour l'inquiéter. Il navigue sur Internet, puis contacte une plate-forme de télé-expertise : il y explique ce qu'il ressent. Que lui répond-on ? « Vous avez probablement tel ou tel problème, disons des calculs dans la vésicule » et... on le renvoie vers un médecin pour qu'il puisse bénéficier d'un vrai diagnostic ! Tous les progrès technologiques du monde n'y pourront rien changer. La relation directe avec le médecin reste fondatrice de toute prise en charge.

L'interrogation sur la maladie a ceci de spécifique qu'elle a besoin d'une réponse dans l'interaction humaine, et le raisonnement médical a ceci de spécifique qu'il a besoin d'un examen clinique, d'une relation directe, physique entre le médecin et le malade, pour se construire.

Au lieu de perdre notre temps dans de faux débats, concentrons-nous plutôt sur les vrais défis posés par le numérique, les algorithmes, la médecine prédictive et la multiplication des données de santé personnelles.

Le métier de médecin évolue grâce à l'apport des nouvelles technologies, c'est indéniable. Nous le constatons tous chaque jour, en particulier depuis le début des années 2000.

Les patients en sont d'ailleurs parfois un peu déboussolés : êtes-vous hospitalisé, victime d'un accident vasculaire cérébral ? L'équipe médicale vous annonce, à vous et à votre famille, que c'est le radiologue qui va vous soigner. Ce qui suscite chez vous une grande perplexité. Rassurez-vous, vous n'êtes pas tombé dans un service de fous ou d'incompétents, cela est tout à fait normal ! Parce que, aujourd'hui, ce n'est plus le chirurgien cardio-vasculaire ou le neurochirurgien qui enlève le caillot que vous avez dans le cerveau, mais un radiologue interventionnel qui monte des sondes dans vos artères pour aller poser un petit ressort dans celle qui est bouchée, de façon à la dilater et donc à permettre au sang de circuler à nouveau. Auparavant, le même accident vasculaire cérébral nécessitait d'en passer par une opération lourde, avec une équipe chirurgicale complète.

Les capacités d'action des médecins se démultiplient. La robotique permet, par exemple, d'opérer de la prostate les hommes qui en souffrent, tout en diminuant les effets secondaires (troubles urinaires notamment).

La machine assiste le chirurgien urologue, rendant son geste plus sûr et plus précis.

L'impression 3D promet de repousser encore de nouvelles limites. Demain, avant toute intervention, un chirurgien pourra répéter son geste sur une maquette 3D, clone virtuel de l'organe à opérer. Quant au soin par la réalité virtuelle, testé dans les années 1990 sur les vétérans américains afin de les aider à faire face à leurs troubles post-traumatiques, il devient banal avec l'explosion des jeux vidéo. Je pense aux *serious games* (« jeux sérieux ») utilisés pour retarder l'évolution des troubles cognitifs. Mais aussi à la chirurgie éveillée sous réalité virtuelle, qui se substitue à l'anesthésie. En janvier 2016, le CHU d'Angers a ainsi réalisé une première mondiale en retirant une tumeur cérébrale d'un patient éveillé, mais plongé dans une réalité virtuelle avec des lunettes 3D. À l'hôpital de la Conception de Marseille (AP-HM), le pôle psychiatrie teste l'efficacité de cette technologie dans le sevrage tabagique et de certaines phobies, avec un taux d'efficacité de 50 % dans le premier cas et de 80 à 90 % dans le second.

Et que dire de la spectaculaire opération réalisée, fin 2017, à l'hôpital Avicenne de Bobigny, dans mon département de Seine-Saint-Denis : un chirurgien orthopédique a posé une prothèse d'épaule à une patiente de 80 ans à l'aide de lunettes de réalité augmentée (permettant de voir le squelette de la patiente « au travers » de sa peau). Qui plus est avec une assistance vidéo internationale qui a permis à mon confrère de se faire conseiller en direct par quatre chirurgiens de Corée du Sud, des États-Unis et de Grande-Bretagne ! Une première mondiale qui deviendra sûrement des plus banales dans quelques dizaines d'années. La technologie a toujours été, depuis le début des temps, l'alliée du monde médical.

Je pourrais écrire des pages et des pages sur tous ces exploits effectués – parfois bien discrètement – dans nos hôpitaux et cliniques, sur les nouvelles spécialités médicales et chirurgicales qui émergent, sur celles qui vont peu à peu disparaître ou se métamorphoser... Aucune profession de santé n'échappera à ce bouleversement.

L'émergence d'une médecine numérique est en cours[1]. Tout l'enjeu est désormais d'établir la meilleure alliance possible entre l'humain et la machine et non d'entrer dans un mécanisme de concurrence.

En 2017, la revue *Nature* faisait sa une sur une équipe américaine ayant mis au point un algorithme aussi performant qu'un dermatologue expérimenté pour distinguer grains de beauté et mélanomes. Cela après l'avoir entraîné sur une banque de plus de 100 000 images de lésions cutanées, associées à près de 2 000 pathologies. Incroyable... et inquiétant !

Plus rassurant, selon une étude menée à la Harvard Medical School[2] et publiée en novembre 2016, les médecins restent deux fois plus capables de poser d'emblée le bon diagnostic. Par ailleurs, les chercheurs ont noté que l'écart entre performances humaines et logiciels est moins important pour les pathologies courantes que face à des signes cliniques peu communs et sévères. Remarquant que l'humain n'est pas infaillible, les chercheurs en concluent que la meilleure des solutions est une alliance entre médecins et algorithmes.

1. Une médecine dite NBIC, née de la convergence des nanotechnologies, biotechnologies, de l'informatique et des sciences cognitives.

2. Les deux études sont citées dans le livre blanc « Médecins et patients dans le monde des data, des algorithmes et de l'intelligence artificielle », analyses et recommandations du Cnom, janvier 2018.

Chercher à augmenter le potentiel du médecin, non à le remplacer. Lui permettre de libérer du « temps médical humain », pour se concentrer sur les cas cliniques les plus complexes. Et se former, sans relâche.

S'adapter, se former

Qu'était la technologie dont je disposais, il y a trente-cinq ans, lorsque je me suis installé ? Je n'avais pas d'ordinateur mais des fiches papier, un gros *Vidal* posé sur le coin du bureau, afin de pouvoir vérifier les données pharmaceutiques. Des livres dans ma bibliothèque, aussi : l'encyclopédie médico-chirurgicale que chaque médecin de l'époque recevait régulièrement et qui le renseignait sur l'actualité médicale, des revues spécialisées. À côté de ma table d'examen, un otoscope, un stéthoscope, de l'appareillage technologique simple.

Aujourd'hui, que trouve-t-on dans mon cabinet ? Un mini-équipement Doppler et échographique, afin de pouvoir vérifier par ultrasons la circulation dans les artères ou la présence d'un calcul rénal ; des brassards à tension électroniques ; un appareil numérique pour photographier toutes sortes de lésions de la peau ; un mini-électrocardiographe ; un instrument d'optique pour faire un fond d'œil ; et bien évidemment un ordinateur qui contient des logiciels d'information sur les pathologies, les médicaments et leurs éventuelles interactions. Ordinateur dans lequel j'ai enregistré les données de mes patients, qui peuvent le cas échéant y brancher leur lecteur de glycémie ou leur montre connectée pour y transférer toutes leurs données enregistrées.

Demain, l'environnement d'un généraliste évoluera encore, avec les objets connectés, les technologies embarquées sur ordinateur et les logiciels experts. Grâce à ces outils, il pourra plus encore s'appuyer sur son réseau de correspondants experts. Tel dermatologue à qui il enverra la photographie d'une lésion cutanée, tel gynécologue auquel il soumettra une mammographie, tel cardiologue à qui il transmettra les données d'un patient ayant un problème cardiaque, etc. À charge pour lui d'orchestrer toutes ces informations, de les gérer et de les interpréter pour leur donner du sens. Nous serons bien loin du généraliste armé de son seul stéthoscope !

Tout cela a bien entendu des conséquences sur la formation, initiale et continue. L'Université a déjà adapté le contenu de son enseignement à la révolution numérique. Elle doit continuer, amplifier son effort, sans oublier de transmettre les principes d'éthique médicale, et préparer à l'émergence de nouveaux métiers. Les frontières de certaines spécialités s'effacent. La cancérologie digestive, par exemple, nécessite aujourd'hui une expertise à la fois en radiologie, en chirurgie et en gastro-entérologie.

L'Université doit aussi intégrer le numérique dans sa manière d'enseigner. Les exercices de simulation sont un moyen efficace de compléter les connaissances par des compétences pratiques et des mises en situation. Ils facilitent l'apprentissage de gestes techniques. Plus d'une centaine de centres sont aujourd'hui opérationnels, dans presque toutes les disciplines. Ici, une application couplée à un casque de réalité virtuelle qui fait vivre une opération dans la « peau » du chirurgien. Là, un simulateur qui permet l'apprentissage de gestes de l'accouchement[1].

1. Exemples cités dans le livre blanc « Médecins et patients dans le monde des data, des algorithmes et de l'intelligence artificielle », *ibid.*

Enfin, il faut s'engager sur une nouvelle voie, inédite en France : celle de la mise en place de la recertification. Les premiers, nous avons soumis ce projet au débat public et à notre gouvernance. La ministre des Solidarités et de la Santé l'a d'ailleurs annoncé à notre congrès d'octobre 2017 et formé le 22 février 2018 la commission Uzan.

Ce système existe aux Pays-Bas, et nous pourrions utilement nous en inspirer. Là-bas, on regarde si le médecin a suivi une formation pour se maintenir à niveau dans sa spécialité, s'il a une activité élargie (si, par exemple, il pratique des consultations de troubles du sommeil en plus d'une activité traditionnelle de cardiologie interventionnelle), ou encore s'il exerce cette spécialité à temps plein ou partiel. On regarde aussi le taux de « conséquences néfastes » liées aux actes du praticien, en l'évaluant par rapport à la moyenne observée pour la spécialité. Exemple : vous êtes chirurgien et spécialiste de la vésicule. Vos opérations nécessitent une nouvelle intervention dans 40 % des cas, alors que la moyenne admise est de 15 %. Cela est manifestement signe d'une compétence mal acquise. Vous allez donc reprendre une formation, peut-être effectuer un stage de trois mois dans un service hospitalier pour assister à des opérations de la vésicule, vous familiariser avec de nouvelles techniques… L'objectif n'est pas de vous sanctionner, mais de vous faire progresser.

En France, aucun système ne valorise les compétences et connaissances acquises grâce à la formation continue. Mon diplôme de 1984 n'a plus grand-chose à voir avec ma pratique médicale actuelle. Comme mes consœurs et confrères, il a bien fallu que je me forme en permanence pour continuer d'exercer. Et pourtant, nul ne reconnaît ces acquis. Ceux-ci ne sont ni valorisés ni valorisables auprès de mes patients. Ma consultation a la même valeur que celle d'un médecin de 30 ans fraîchement diplômé à l'aube de son premier jour d'exercice ! Inversement, les patients ne savent pas si le médecin qu'ils consultent s'est peu, voire pas formé au cours de ces trente dernières années. À la porte de son cabinet n'est vissée qu'une plaque avec ses diplômes. Le reste relève du bouche-à-oreille.

Cela n'est pas normal. Il faut pouvoir évaluer les compétences et connaissances d'un médecin, cette exigence est d'autant plus forte que notre environnement technologique évolue rapidement.

Cette recertification pourrait intervenir tous les six ans. Elle serait obligatoire uniquement pour les nouveaux diplômés, et monterait progressivement en charge, au fil du temps. Pour le médecin, elle aurait un effet « boost » : on peut imaginer qu'il bénéficie alors d'une revalorisation de quelques euros du tarif de sa consultation s'il est libéral, ou d'une augmentation salariale s'il est hospitalier. Pour le patient, cette recertification – qui pourrait être affichée en salle d'attente – constituerait une information précieuse, lui garantissant l'actualisation des connaissances et compétences de son médecin.

Enfin, il va de soi que l'organisation et l'administration d'une telle recertification relèveraient du Conseil national de l'Ordre des médecins. Le dispositif doit être indépendant, et seul l'Ordre peut en être le garant.

Non à une « ubérisation » de la médecine !

Ce point me tient particulièrement à cœur : la télé-expertise ou la télémédecine ne doit pas être la porte ouverte à une médecine mondialisée au rabais.

Si l'Ordre accompagne aujourd'hui toutes les innovations, et s'il soutient les dispositifs de télémédecine, télé-expertise, téléconseil, il le fait sous trois conditions : qu'il y ait toujours un médecin à un bout de la chaîne, que celui-ci ait un contact direct avec le médecin traitant, et qu'il agisse en toute indépendance de l'opérateur de réseau ou du financeur du dispositif. Il est hors de question qu'un assureur ou un financier capte de tels dispositifs à son profit, pour les réserver à ses seuls adhérents.

Ces conditions ne sont pas superflues. Il est à parier que des acteurs prendront prétexte du champ ouvert par les nouvelles technologies pour introduire des notions de rentabilité et de compétitivité dans notre système de santé. Par exemple, en créant des établissements qui ne fassent qu'un seul type d'intervention, et de façon hyper-standardisée, à l'image de ces bateaux « de croisière » russes dans lesquels, dans les années 1980, on ne faisait que des opérations de la cataracte à la chaîne.

De même, la mondialisation fait courir le risque d'une médecine *low cost*. Imaginons que l'hôpital de Guéret, dans la Creuse, décide de se passer de radiologue *in situ*. La direction considère qu'il suffit d'avoir un opérateur pour faire fonctionner l'équipement et d'envoyer les clichés à des radiologues correspondants pour en avoir l'interprétation dix minutes plus tard. Soit. Mais si c'est un radiologue installé au bout du monde, en Inde ou en Chine, qui analyse ces radios à un prix défiant toute concurrence, quelles garanties aurons-nous de la qualité de cette interprétation ? Aucune. Alors qu'envoyer les clichés au CHU de Limoges ou de Toulouse en garantirait la traçabilité.

Nous avons toutes les compétences requises en France. Restons en situation de maîtriser la qualité des diagnostics et des actes. Prenons garde au risque d'« ubérisation » de la santé.

Le défi de l'accès aux soins pour tous

Nous l'avons constaté au fil de nos études[1], l'expression « déserts médicaux » couvre territorialement de façon assez spectaculaire les mêmes zones que celles où le numérique et les services publics sont défaillants. À tel point que l'on pourrait parler de « déserts républicains ». Au 31 décembre 2016, seuls 31,2 % des ménages et des professionnels des territoires ruraux et 66,2 % de leurs homologues en milieu urbain avaient accès au très haut débit[2]. Une fracture technologique porteuse de risques d'une médecine à deux vitesses.

Il est inconcevable qu'un patient ne puisse pas bénéficier des mêmes actes techniques qu'un autre, sous prétexte qu'il habite une zone « blanche ». Qu'un médecin puisse envoyer des données en deux minutes en 4G pendant qu'un de ses confrères s'épuise à effectuer la même opération avec un Wi-Fi vacillant... Lancé en 2013, le plan France Très Haut Débit a pour objectif de couvrir 100 % du territoire d'ici à 2022. Il faut aller vite.

La France doit aussi lancer un grand plan d'investissements en matériel et équipements. Non pas qu'il faille installer un angioscanner dans chaque village de France, bien sûr ! Mais qu'un accès à cet examen soit possible à partir de chaque point du territoire.

Aujourd'hui, l'installation d'équipements est théoriquement décidée en fonction de seuils de population.

1. *Atlas de la démographie*, Cnom.
2. Source : France Très Haut Débit, www.francethd.fr

Des quotas sont fixés. Par exemple, un appareil IRM pour 400 000 habitants. Nous contestons cette méthode : un ratio n'a pas le même sens selon qu'on habite Paris ou une zone montagneuse ! Et réclamons une politique d'équipement plus souple et plus offensive, qui laisse tous les investisseurs potentiels intervenir comme ils le souhaitent. Qu'ils soient privés (médecins libéraux en cabinets, cliniques...) ou publics (hôpitaux...).

Nos responsables politiques et dirigeants de l'Assurance maladie s'étranglent à cette idée : qui dit nouveaux équipements dit plus d'examens réalisés... à rembourser. Tout cela a un coût, ne nous voilons pas la face. Mais nous ne pouvons pas retomber dans la logique de rationnement des années 1990, lorsque les gouvernements affirmaient que, pour contenir les dépenses de santé, il fallait limiter le nombre de médecins. Nous en avons vu les effets pervers[1]. Et nous ne saurions nous satisfaire d'une logique selon laquelle la capacité de prise en charge d'un acte supplante l'efficience de cet acte et son utilité pour toute la population.

Il faut accepter l'idée qu'équiper un territoire est un investissement intelligent.

Il faut que soit tranchée la question de « qui doit payer ». Est-ce l'État, dans sa responsabilité de bienveillance républicaine ? Est-ce le financeur solidaire, vous et moi, par le biais de nos cotisations à l'Assurance maladie ? Est-ce le système concurrentiel, les assureurs complémentaires, les mutualistes, qui proposeront à leurs adhérents des contrats spécifiques permettant l'accès à ces nouvelles technologies, générant de ce fait un système à deux vitesses ?

1. Voir le chapitre 2.

Les assureurs sont déjà prêts. Mais pour nous, Ordre des médecins, qui sommes fondamentalement attachés au système solidaire, la réponse va de soi : l'Assurance maladie doit permettre l'équité d'accès aux nouvelles technologies et garantir un financement solidaire. Le surcoût engendré par ces examens sera contrebalancé par des économies liées à ces mêmes évolutions technologiques. Si de nouveaux actes se développent ces prochaines années, d'autres vont se raréfier, voire disparaître, puisqu'ils ne seront plus scientifiquement pertinents. Y compris des actes onéreux.

Prenons l'exemple déjà cité de l'implantation de valves cardiaques dans les artères par le biais d'un cathéter, qui permet d'éviter une opération à cœur ouvert mobilisant toute une équipe chirurgicale au bloc pendant plusieurs heures. Citons aussi la cœlioscopie[1], qui permet de rentrer chez soi un ou deux jours après l'intervention, voire le soir même, alors qu'une opération « classique » nécessitait des jours, voire des semaines d'hospitalisation. Et ainsi de suite...

Entre coûts engendrés et économies réalisées, il est possible de dégager les marges financières nécessaires pour investir toujours plus au service du malade.

Le vertige de la médecine prédictive

L'apparition et l'essor de la médecine prédictive constituent un autre défi. Éthique, pour l'essentiel, mais aussi d'organisation et de financement des soins.

1. Technique permettant de réaliser des interventions chirurgicales à ventre fermé, par de petites incisions et l'introduction d'une optique par le nombril.

Qu'est-ce que la médecine prédictive ? En caricaturant, elle pourrait se définir de la façon suivante : vous naissez, on vous fait une prise de sang, et on vous dit que vous êtes exposé au risque du diabète, du cancer du côlon, du sein ou d'une sclérose en plaques, à une échéance de trente, quarante, cinquante, soixante ans... Alors même que vous n'êtes pas malade, un médecin pourra vous proposer une prise en charge thérapeutique ayant pour objectif de traiter un risque détecté dans vos gènes.

Une telle perspective ouvre un champ d'interrogations considérable. Regardons déjà ce qui se passe aux États-Unis : la tentation est de vouloir éliminer le risque au plus vite. Comme une certaine actrice célèbre qui, ayant appris qu'elle était porteuse d'un gène du cancer du sein, a pris la décision d'une ablation de ses seins alors même qu'elle n'était pas malade.

Le médecin que je suis s'interroge fortement : de quelle éthique s'inspire-t-on aujourd'hui pour construire un parcours santé pour une personne porteuse d'un gène, dans l'hypothèse où celle-ci pourrait souffrir d'une maladie dans vingt ou trente ans ? C'est un vrai questionnement éthique. Qui ouvre de vertigineuses perspectives. Un jour peut-être décidera-t-on d'interrompre une grossesse pour la seule raison que l'on a identifié chez le fœtus les gènes d'une maladie incurable qui s'exprimera peut-être à un certain moment de sa vie... ou non. Vous imaginez l'abîme de réflexions, de doutes, de questionnements éthiques pour les parents comme pour les médecins ! Comment gérer cette immixtion de l'avenir dans le présent ? Quelles capacités des médecins à accompagner les patients dans cette nouvelle dimension ? Quelles stratégies établir ? Et puis, comment gérer ce risque pour le système financeur ?

L'Assurance maladie prend en charge la maladie, non le risque... Comment éviter l'instauration d'un système à deux vitesses, dans lequel il faudrait cotiser à une assurance supplémentaire pour être couvert contre ce type de risque ? Enfin, éthiquement se pose la question de l'eugénisme qui justifierait une décision d'interruption de grossesse sur des pathologies longues et complexes dépistées qui seraient coûteuses dans leur évolution. Utopie ou danger ?

Gare à Big Brother

Les données de santé se multiplient. Beaucoup d'entre nous ont des Smartphones qui analysent notre activité physique de la journée, des lecteurs de glycémie, des montres connectées... Nous aurons demain un frigo qui nous dira que nous mangeons trop de sucre et une brosse à dents qui nous reprochera notre paresse... Le stockage de toutes ces données représentera une masse d'informations considérable.

Certes, en termes de santé publique, toute cette collecte est génératrice d'immenses progrès : les chercheurs peuvent déjà mener de grandes études nationales ou internationales, sources d'évolutions majeures et bénéfiques dans le dépistage de pathologies et leur prise en charge. Il y a donc tout lieu de s'en réjouir et nous en soulignons l'intérêt.

Mais quantité d'acteurs convoitent aussi ces données. Les assureurs, bien évidemment, afin de mieux apprécier les risques liés à votre santé et adapter contrats et primes. Votre employeur, qui pourrait vouloir savoir si celui qu'il recrute n'a pas été dépressif et n'a pas cumulé les interruptions de travail auparavant. Votre bailleur, ou encore l'industrie agroalimentaire, qui pourrait vouloir récupérer des données globales de santé, afin d'ajuster sa production aux caractéristiques d'une population donnée. La liste est longue : potentiellement, les données de santé sont une mine d'or pour toute une série d'acteurs économiques, informatiques, médiatiques, assurantiels mais aussi politiques. Un État lui-même pourrait être tenté de mettre en chiffrage informatique l'intimité de chacun d'entre nous... Orwell n'est pas loin...

En tant que citoyens, nous ne sommes pas toujours conscients des risques encourus. Un grand débat public serait de ce point de vue fort utile, notamment à l'occasion de l'application en mai 2018 du Règlement européen sur la protection des données[1] dont l'Ordre des médecins réclame l'organisation par les pouvoirs publics[2].

Il faut sauvegarder coûte que coûte un principe fondamental : les données ne doivent pas pouvoir être identifiables. Si elles le sont, la tentation sera trop forte, elles seront forcément utilisées. Y compris par un État. Personne ne doit pouvoir savoir que vous fumez quinze cigarettes par jour : qui nous dit qu'il n'y aura pas une loi demain qui interdira à un fumeur d'être remboursé des conséquences de son tabagisme ?

L'anonymisation des données de santé et leur protection contre toute tentative de réidentification par des tiers sont donc des impératifs absolus. Nous, Ordre

1. Pour répondre à une exigence de la loi du 7 octobre 2016 « Pour une République numérique », la Cnil (Commission nationale de l'informatique et des libertés) a organisé en 2017 un cycle de rencontres qui va dans ce sens, mais reste insuffisant.

2. « Médecins et patients dans le monde des data, des algorithmes et de l'intelligence artificielle », *op. cit.*

des médecins, avons déjà conduit une action très forte pour faire de ce point une priorité législative. La loi a établi des règles juridiques sur les autorisations d'accès aux bases publiques de données de santé[1]. Ces règles doivent être renforcées par une traduction en droit pénal, avec des sanctions correspondantes.

Par ailleurs, comme l'innovation va plus vite que l'action du législateur, nous sommes favorables à ce que des instances qualifiées puissent émettre des règles de droit souple (selon le principe des *soft laws* anglo-saxonnes). Un observatoire national des technologies d'intelligence artificielle et robotique en santé pourrait aider à l'élaboration de ces règles.

Aux États-Unis, la marchandisation des données est déjà un fait : les assureurs les utilisent pour établir des contrats spécifiques. En l'état actuel, la France apporte de meilleures garanties contre cette dérive que bien d'autres pays. Mais le risque n'est pas écarté pour autant.

C'est une responsabilité majeure du monde politique que de prendre toutes les mesures pour nous en prémunir.

1. http://www.bdsp.ehesp.fr/

9

Le XXIe siècle sera éthique

En début d'année 2018, le quotidien *La Croix* a publié un sondage sur « les Français et la bioéthique[1] » montrant un bouleversement total de l'opinion publique sur ces questions : 60 % des personnes interrogées s'y déclaraient favorables à l'ouverture de la procréation médicalement assistée (PMA) aux couples de femmes et aux femmes seules, 64 % au recours à la gestation pour autrui (GPA) – mères porteuses –, 80 % à la modification génétique des embryons pour guérir les maladies les plus graves, et 89 % à une légalisation de l'euthanasie et/ou du suicide assisté. Stupeur devant ces chiffres ! En réalité, l'opinion n'est pas si tranchée. Et quelques jours plus tard, le même institut de sondage a obtenu, sur un échantillon similaire et une problématique proche, des résultats complexifiant sensiblement la lecture de l'opinion publique, puisque 64 % des répondants estimaient que l'État devait garantir aux enfants nés par PMA le droit d'avoir un père et une mère, et que seuls 24 % des répondants estimaient qu'un « débat serein et apaisé » sur la PMA était possible aujourd'hui en France. Confirmant que, mis à part une partie de

1. Sondage Ifop publié dans *La Croix* du 3 janvier 2018.

Français dotés d'avis très tranchés (pour ou contre), beaucoup n'ont pas encore forgé leur opinion sur ces sujets. Le plus souvent par manque d'informations.

C'est la raison pour laquelle il faut renforcer les débats de société autour de ces questions éthiques. Non seulement parce que nous sommes en train de réviser la loi de 2011[1], et qu'il est nécessaire que les Français y soient largement associés – des états généraux de la bioéthique sont d'ailleurs organisés au premier semestre 2018. Mais surtout parce que je suis persuadé que ces questions nécessitent plus que jamais une réflexion permanente de notre part, collective et avec une exigence d'anticipation.

Les innovations scientifiques exercent une pression de plus en plus forte. Elles s'enchaînent à un rythme inédit. La réflexion éthique doit donc être en perpétuel mouvement, afin de ne pas se laisser « distancer » par la science. Plus tôt on se pose les questions, et mieux on peut espérer maîtriser le développement de ces avancées technologiques. Robert Oppenheimer, physicien américain surnommé le « père de la bombe atomique », Albert Einstein ou encore Marie Curie se sont beaucoup interrogés sur les conséquences de leurs inventions. Mais quand la bombe a explosé sur Hiroshima, il était trop tard pour se poser la question de l'éthique de l'atome...

De même, ce n'est pas quand l'intelligence artificielle aura envahi la totalité de nos pratiques quotidiennes, y compris celles des médecins, qu'il faudra s'interroger sur sa portée éthique. Nul ne sait quand ni comment seront dépassées les questions du moment présent, mais

1. Loi de bioéthique de 2011. Elle prévoit une révision périodique de la législation, précédée de l'organisation d'états généraux.

elles le seront assurément. Personne, dans les années 1960, n'aurait pensé que l'on pourrait un jour proposer une gestation pour autrui. Mais dans vingt ans, ou même avant, peut-être cette GPA n'aura-t-elle plus lieu d'être, pour la raison qu'il sera possible de développer une grossesse hors corps humain, dans un utérus artificiel ? Peut-être pourra-t-on mettre en suspens de vie des cellules dans la perspective ultérieure de « remplacer » un être cher disparu ? Déjà, aujourd'hui, une société sud-coréenne propose de cloner des chiens morts à partir de leur ADN[1]... « Science sans conscience n'est que ruine de l'âme », disait notre lointain confrère Rabelais.

À l'heure où les utopies les plus excessives sont largement médiatisées, à l'heure de l'intelligence artificielle, des big data et de la robotique, de la médecine prédictive, cette affirmation revêt un puissant caractère de vérité. Nous pouvons déjà l'affirmer : le XXIe siècle sera fondamentalement éthique.

C'est la raison pour laquelle nous nous réjouissons de l'obligation de révision périodique de la législation sur les sujets de bioéthique en France. Elle impose un calendrier au politique, qui avance toujours avec un temps de retard et par à-coups sur ces questions, mû par les seuls impératifs de l'actualité. Et elle permet une réflexion de fond, en amont, destinée à éclairer l'acteur législatif. Quand bien même le résultat de ces discussions serait de ne pas évoluer sur tel ou tel point, au moins le débat existe-t-il. Et cela même est essentiel.

Une dimension manque cependant cruellement dans la réflexion éthique menée aujourd'hui en France : l'interrogation sur les valeurs qui conditionnent notre système de santé. Nous avons déjà posé cette question

1. Sooam biotech : http://en.sooam.com/dogcn/sub01.html

au fil des chapitres précédents. Pour moi, elle possède aussi un caractère intrinsèquement éthique. Quelles sont les valeurs qui doivent régir un système de santé ? La bientraitance républicaine en est-elle la principale ? Ce système peut-il avoir aussi parmi ses finalités un objectif économique (l'équilibre de ses comptes) ? Voilà un débat qui n'a jamais été posé en ces termes, et qu'il serait fort utile de mener !

Il n'y a pas, aujourd'hui, de disposition législative en matière de santé qui ne fasse pas appel à un débat éthique fondamental. Pas plus qu'il n'y a pas de « petite » et de « grande » question éthique. Elles sont plus ou moins urgentes, plus ou moins prégnantes dans les débats de société, mais elles ont toutes un impact sur le respect des personnes et de la dignité humaine.

Un questionnement permanent et élargi pour affronter les nouveaux défis, voilà nos recommandations en matière d'éthique de la santé.

La solitude du médecin

Les médecins ont ceci de particulier qu'ils sont confrontés concrètement, comme tous les soignants, aux questions éthiques liées à la santé dans leur quotidien, et souvent de façon dramatique.

Par ailleurs, n'oublions pas que l'éthique est la valeur fondamentale de leur métier. Le respect de l'être humain en fonde les conditions d'exercice. Et ils y puisent les conditions d'élaboration de leurs règles de déontologie. Avant de fixer les procédures à suivre face à un patient en fin de vie (règles de déontologie), encore faut-il qu'un débat ait eu lieu au préalable autour de questions telles que : une profession a-t-elle le pouvoir de la vie et de la mort, ou peut-elle imposer sa volonté à une autre personne ?

À l'inverse, quand la société n'apporte pas de réponse, le médecin est démuni. Lui est dans la vraie vie. Confronté, par exemple, à un couple en recherche d'enfants, tout comme il était confronté à la détresse d'une femme qui n'avait pas de désir d'enfant et ne voulait pas de sa grossesse lorsque l'avortement était interdit. Dans une telle situation, il est seul. Pourvu uniquement de ses convictions intimes, forgées par son éducation, sa culture, sa spiritualité... Il n'a plus qu'à se débrouiller comme il peut, négocier avec sa propre conscience.

Deux possibilités s'offrent alors à lui. Soit il se range derrière les règles générales et apporte une réponse en conséquence. Un refus donc, si l'on reprend l'exemple de la GPA. Soit il décide de transgresser ces règles, en assumant sa responsabilité, y compris devant les juridictions disciplinaires de l'Ordre des médecins. Tout comme on a vu, en son temps, des médecins transgresser l'interdit sur l'avortement et signer un manifeste[1] disant qu'ils en pratiquaient, on voit aujourd'hui des gynécologues adresser des patientes en demande d'enfant à des confrères de pays européens où est autorisée la GPA. Par exemple, le Royaume-Uni ou la Grèce.

Les médecins ont donc besoin de pouvoir s'appuyer sur des règles éthiques fortes et précises pour exercer leur pratique. L'Ordre des médecins, bien sûr, les épaule à l'heure des choix. Sa mission initiale est d'édicter des règles qu'il lui appartient de faire respecter.

1. Signé par 331 médecins revendiquant avoir pratiqué des avortements malgré l'interdiction de la loi française, « Le manifeste des 331 » est une pétition parue le 3 février 1973 dans *Le Nouvel Observateur*.

Il est donc par nature un acteur quotidien de la question éthique. Il remplit aussi son rôle de force de proposition envers les pouvoirs publics. Ainsi demandons-nous aujourd'hui une loi « techno-éthique[1] », afin de construire des réponses aux défis que posent les nouvelles technologies sur le respect de l'être humain ou la diffusion des données à des tiers. C'est pour nous une exigence majeure, et nous avons bon espoir que le secrétariat d'État en charge du Numérique prenne en compte notre demande.

Plus que jamais, l'Ordre des médecins prend part aux débats éthiques, et assume ses responsabilités. Je ne peux donc que regretter qu'il ne soit pas représenté au sein du Comité consultatif national d'éthique (CCNE), alors même que ce comité est présidé par un médecin. Cette situation paradoxale est une interrogation forte pour moi...

Donner la vie, jusqu'où ?

Le débat sur la gestation pour autrui et la procréation médicale assistée nous oblige à aller au plus intime de l'homme et de la procréation. La question éthique fondamentale étant de savoir jusqu'où l'on peut aller pour faire naître un enfant. Si elle a évolué ces dernières années, tout comme la société, notre position sur ces deux sujets est claire.

Pour la PMA, nous pensons aujourd'hui que, dès lors que la technique scientifique rend possible la réalisation d'un désir d'enfant, il faut le permettre. Quel que soit

1. Voir le chapitre 8.

le couple. Cela nous semble tout à fait compatible avec l'éthique médicale.

Inversement, nous sommes clairement défavorables à la GPA : il n'est pas possible de marchandiser le corps humain. La capacité d'être un acteur de reproduction ne peut pas se « louer ». C'est là notre position actuelle, mais nous acceptons bien sûr de participer au débat. Ne serait-ce que, nous l'avons vu, parce qu'il nous faut être toujours dans l'anticipation. Penser qu'un jour il sera possible de faire éclore la vie dans un utérus artificiel. Ou de permettre à une personne d'avoir un enfant de son conjoint disparu grâce à l'utilisation de gamètes préalablement congelés. Enfanter après sa mort... ? Vertigineuse question, irrésolue à ce jour.

Donner la mort ?

Nombre de soignants sont aujourd'hui confrontés à la question de la fin de vie. Elle engage lourdement leur responsabilité, morale et juridique. Toute la question, aujourd'hui, est que la loi organise le partage de cette responsabilité, afin que le soignant ne se retrouve pas seul.

L'Ordre des médecins a beaucoup évolué sur ce sujet. Et j'y ai personnellement œuvré avec force. Nous avons accepté d'aller plus loin dans l'accompagnement des personnes en fin de vie. Il est légitime que celles-ci aient le droit de demander au monde médical d'apporter une solution à leurs souffrances. Nous considérons qu'il en va de la responsabilité du médecin que d'y répondre et de ne pas entretenir inutilement ou de façon acharnée la survie d'un corps, dès lors qu'il n'y a plus d'objectif thérapeutique. Au contraire, il faut accompagner le patient jusqu'à l'extrême limite de sa vie, sans chercher à la prolonger artificiellement. Nous sommes donc en phase avec la législation actuelle et la loi Claeys-Leonetti[1] du 3 février 2016, selon laquelle toute personne a droit à une fin de vie digne et apaisée, et autorisant la sédation profonde.

L'enjeu de fond est la souffrance. Chacun de nous a l'angoisse de savoir quand et comment il va mourir. Chacun a peur de la dégradation physique, de mourir loin des siens, dans un environnement qui n'est pas formé à l'accompagnement (tout le monde ne meurt pas en service de soins palliatifs). Tout l'enjeu est de répondre à cette angoisse existentielle et légitime. Pour le monde médical, il est capital de savoir et pouvoir accompagner la personne dans les instants qui précèdent la mort. Cette position est en soi une grande transgression pour nous, médecins. Mais je l'ai soutenue sans hésitation. Nous n'avons ainsi pas demandé d'inclure une clause de conscience dans cet accompagnement de la fin de vie, considérant que le fait d'accompagner un patient jusqu'à la mort était de la responsabilité entière d'un médecin.

En revanche, il est clair que nous ne franchirons pas la barrière de l'euthanasie active. Le métier de médecin n'est pas de donner la mort. Ce principe est intangible.

Je le sais, le témoignage[2] de la romancière Anne Bert, atteinte de la maladie de Charcot, a suscité beaucoup d'émotion en 2017. La décision de cette femme était tout à fait respectable, et il n'est pas question pour moi

1. Consultable sur : https://www.legifrance.gouv.fr/affichTexte.do?cidTexte=JORFTEXT000031970253&categorieLien = id
2. *Le Tout Dernier Été*, Fayard, 2017.

de juger sa volonté de ne pas voir la maladie dégrader son corps et sa capacité à agir. Mais je voudrais souligner un point : la demande d'Anne Bert était qu'on la fasse mourir. Plus exactement qu'un médecin la fasse mourir. Or, je le répète, un médecin ne peut pas donner la mort de façon délibérée, volontaire.

Éthiquement, ce n'est pas le même acte de permettre à un corps de ne plus souffrir en sachant qu'il va peu à peu s'éteindre que de prendre une ampoule et d'injecter un produit pour mettre fin à une vie. Cette ligne, l'Ordre des médecins ne peut la franchir. Et si une loi prévoit l'inacceptable, nous utiliserons tous les moyens que la République offre à ses citoyens pour la contester.

Autant le médecin doit respecter la décision du malade, avant ou au cours de sa maladie, et celle de sa famille, et ne pas recourir à l'acharnement thérapeutique, faire de la sédation en phase terminale de façon à supprimer toutes les souffrances. Autant le métier du médecin ne peut pas être de prendre une ampoule et d'administrer un produit. Quelle différence entre plaquer un oreiller sur la bouche d'un malade et lui injecter une ampoule de curare ?

Des pays, notamment la Belgique ou les Pays-Bas, ont choisi de s'engager sur la voie de l'euthanasie active, et l'on voit quelles difficultés ils doivent à présent affronter. Combien le fait d'avoir demandé à des équipes médicales d'apporter la mort pose des problèmes. Car sitôt a-t-on ouvert la porte que d'autres questions s'enchaînent. Notamment celle, insupportable, de savoir s'il faut autoriser de faire mourir un enfant ou une personne handicapée mentale…

Nous refusons. Administrer la mort deviendrait légitime parce qu'elle serait administrée par un professionnel de santé, au moyen d'un produit médicamenteux ? Les traditions millénaires de la science de la médecine ne peuvent que nous inciter à nous y opposer. Nous estimons donc que la législation actuelle est adaptée. Nous avons déjà eu deux lois en dix ans[1], et aujourd'hui on voudrait nous faire passer encore à autre chose. Laissons le temps à la loi de se mettre en œuvre ! Elle nous paraît équilibrée, et à même de répondre à toutes les souffrances : celle du patient, de sa famille, mais aussi celle de l'équipe médicale et soignante. Aujourd'hui, la plupart des conflits naissent du heurt entre toutes ces souffrances.

Donner ses organes

Nous nous sommes opposés au député Jean-Louis Touraine, lors du débat parlementaire sur le projet de loi de modernisation de notre système de santé, au printemps 2015. Il a défendu un amendement qui prévoyait que, à partir de 2018, le consentement au don d'organes serait présumé chez toute personne majeure décédée, sauf si son nom figure dans le registre national du refus. Cet amendement n'a finalement pas été voté. Une concertation a été engagée, qui a abouti à la publication d'un décret en août 2016, selon lequel les médecins doivent demander à la famille de rapporter la volonté du patient exprimée de son vivant avant de procéder à un prélèvement, et en l'absence d'indications du défunt (inscription au registre national ou témoignage écrit).

Pourquoi nous sommes-nous opposés à l'amendement de Jean-Louis Touraine ? Parce qu'il nous semblait que

1. La loi Leonetti du 12 avril 2005 et la loi Claeys-Leonetti du 3 février 2016.

cela revenait à dire : lorsqu'une personne décède, on peut prélever ses organes sans rien demander à personne ! Cela revient certes à quelque peu caricaturer le texte, mais à peine... En d'autres termes, était présumé consentant au don de ses organes quelqu'un qui n'avait pas fait connaître son refus, quelle qu'aient été ses motivations (refus réel, ignorance de la nécessité de se déclarer, ou absence même de questionnement sur le sujet). Dans ce cas-là, l'équipe médicale était légitimée à faire un prélèvement, sans rien demander à la famille ou aux proches. Pour nous, médecins, ce point était éthiquement inacceptable.

Certes, nous savons bien que la greffe d'organes est, dans certaines occasions, la seule façon de sauver des vies. Nous savons aussi qu'il n'y a pas assez de dons d'organes spontanés en France. Mais la solution proposée était trop simpliste. Dire « Si vous n'avez pas dit non, alors c'est que vous dites oui » partait du principe que 100 % des gens savent qu'ils doivent inscrire leur nom sur un registre des refus. Ce n'est évidemment pas le cas.

Entrer dans cette logique aurait été d'une violence extrême, pour les familles comme pour les équipes médicales. Imaginez une équipe médicale venant dire à la famille : « Maintenant vous sortez de la chambre, nous allons prélever les cornées, le rein, le foie, le cœur, etc. Allez faire un tour et vous reviendrez après. » Les équipes de prélèvement nous l'ont dit : « Impossible, sans consulter au préalable les familles. »

Dans la loi de bioéthique[1], il est dit que le médecin traitant a l'obligation, dans une consultation avec un

1. La loi de bioéthique du 6 août 2004 a investi les médecins d'une mission d'information des 16-25 ans sur les modalités du don d'organes

adolescent, d'aborder la question du don d'organes. Inutile de vous dire que c'est dans la loi, mais pas dans les usages ! Imaginez, là encore, un médecin demander à un jeune de 16 ans si, dans l'hypothèse fâcheuse où il se tuerait le lendemain dans un accident de vélo, il serait d'accord pour donner ses yeux et ses reins... Réalisez-vous la violence de ce que l'on demande d'exercer au médecin traitant et de ce que l'on inflige à l'adolescent ? Pour nous, c'est l'exemple même de la réponse simpliste politique qu'il faut à tout prix éviter.

Nous estimons pour notre part qu'un don d'organes est beaucoup plus complexe qu'une histoire d'inscription sur le registre des refus. On ne peut demander aux gens un choix si lourd sans leur donner les moyens de cheminer jusqu'à la prise de décision. La question est difficile à aborder. Elle oblige à se confronter à la perspective de la fin de sa vie, et à mener un débat très intime : est-ce que, à ma mort, j'accepte d'être amputé d'une partie de mon corps pour permettre à un autre de survivre ? Un don altruiste, par définition. Mais un don pour lequel je ne vais pas être présent au moment de dire oui...

Il faut donc tout mettre en œuvre pour que chaque citoyen soit amené à se poser la question du don d'organes, et y répondre. Or, pour l'instant, aucune réflexion n'a jamais été lancée pour savoir comment insérer ce sujet délicat dans l'éducation à la citoyenneté. De multiples débats scientifiques, politiques ont été menés. Mais sans que jamais l'on réfléchisse à la

---

à fins de greffe. L'article 7 stipule : « Les médecins s'assurent que leurs patients âgés de 16 à 25 ans sont informés des modalités de consentement au don d'organes à fins de greffe et, à défaut, leur délivrent individuellement cette information dès que possible. » Le décret d'application a été publié le 11 juillet 2012.

façon dont on allait soutenir la réflexion des personnes pour les amener au don, les éduquer à cette décision.

Questions de libertés

Ce sujet n'a pas encore émergé sur la scène publique, mais gageons qu'il sera considéré comme une question éthique primordiale demain, au vu des centaines de milliers, voire des millions de personnes âgées dépendantes qui seront hébergées dans des établissements d'accueil spécialisés. Je veux parler des Ehpad.

Dans ce type d'établissements, les personnes sont « hébergées », il est important de le souligner. Leur individualité, leur autonomie, leur indépendance sont donc présumées rester intactes. Pourtant, de fait, elles sont dans un système d'hébergement collectif doté d'un règlement intérieur qui restreint leurs droits : liberté de circulation, de sortie, d'autonomie. Leurs droits fondamentaux sont donc affectés. Qui plus est, ils sont variables en fonction des établissements : il n'y a donc aucune équité.

Pour l'Ordre des médecins, cette question n'a pas, aujourd'hui, trouvé de réponse satisfaisante. Nous avons pourtant tenté en 2010-2011 une action auprès du Conseil constitutionnel, face à l'attitude de certains Ehpad interdisant aux médecins traitants de continuer à suivre leurs patients s'ils ne signaient pas un contrat avec l'établissement. De quel droit restreignait-on ainsi la liberté des résidents de choisir leur médecin ? Nous avons donc posé une question préalable de constitutionnalité (QPC) au Conseil d'État. Mais, malgré le fait que le rapporteur public ait donné un avis favorable à la transmission de cette QPC au Conseil constitutionnel, le Conseil d'État a donné un avis défavorable. Et notre requête s'est arrêtée là.

Nous avons ensuite demandé que les Ehpad entrent dans le champ du contrôleur général des lieux de privation de liberté (CGLPL), puisqu'elles restreignent les libertés de leurs résidents. Mais notre demande a, là encore, été rejetée, et le débat éthique n'a pas eu lieu. C'est dommage. Les pouvoirs publics redoutent un amalgame de ces établissements avec des prisons, et refusent avec raison que l'on stigmatise les personnels qui y travaillent. Pourtant, l'enjeu est suffisamment important pour qu'un débat éthique de grande ampleur soit organisé sur cette question. Adeline Hazan, qui pilote à présent le CGLPL, y est ouverte, estimant nécessaire que les pouvoirs publics accordent une importance croissante aux droits fondamentaux des personnes âgées dépendantes.

Questions de transparence

L'indépendance du médecin est une autre préoccupation éthique importante à nos yeux. Dès 2010, nous avons pris clairement position en faveur d'une transparence totale des relations entre médecins et industriels. Nous avions estimé que le dispositif de mise en application de la loi Bertrand relatif au « Sunshine Act » à la française ne présentait pas de garanties suffisantes concernant l'indépendance du praticien[1]. Celle-ci est une valeur fondamentale de notre métier : garantir à

1. Lire l'argumentaire sur https://www.conseil-national.medecin.fr/article/independance-professionnelle-des-medecins-—-declaration-d'interets-«-sunshine-act- »-la-francaise-1076

son patient que la décision prise tient compte des réalités de la science, des capacités thérapeutiques, et non de l'intérêt d'un laboratoire pharmaceutique ou d'une tierce personne ou structure.

Nous avons donc intenté plusieurs recours en Conseil d'État et alerté régulièrement les gouvernements successifs de la nécessité de publier le décret d'application permettant de contrôler toutes les déclarations d'intérêt et les rémunérations consenties. Celui-ci a enfin été publié[1] et nous nous en réjouissons. Il constitue une avancée pour garantir une transparence pleine et entière des relations entre les médecins et l'industrie de la santé, au bénéfice de tous.

Car, c'est un fait, nombre de formations médicales sont encore financées par apports de l'industrie pharmaceutique. Nous ne nous y opposons pas systématiquement, mais demandons que ceux-ci soient effectués en toute transparence. Il faut pouvoir garantir l'indépendance totale du professionnel par rapport au financeur.

Cette transparence pourrait être mieux garantie, et ce de deux façons. Premier cas de figure : est constitué un vrai fonds de financement pour la formation. Ce fonds pourrait être abondé par différents acteurs (Assurance maladie, État, assurances complémentaires, mutuelles, industrie pharmaceutique...). Il serait géré de façon autonome, à la manière de l'actuelle Agence nationale du développement professionnel continu (ANDPC), mais doté d'attributions plus larges. Il indemniserait aussi les médecins du temps passé à se former.

1. Décret du 21 mai 2013 relatif à la transparence des avantages accordés par les entreprises produisant ou commercialisant des produits à finalité sanitaire et cosmétique destinés à l'humain.

Second cas de figure : l'industrie pharmaceutique pourrait continuer de financer directement sessions de formation et séminaires, à la condition non négociable que, dès lors qu'un professionnel suivrait une formation émanant d'un laboratoire, l'information en serait publique. J'insiste bien sur cet impératif de transparence totale. Il faut que chaque patient du Dr X sache qu'il a suivi tel séminaire, financé par tel laboratoire, afin que, si le médicament que ce médecin lui prescrit provient du même laboratoire, il puisse lui poser des questions.

Un tel scénario supposerait toutefois que l'information soit accessible à tous, ce qui n'est pas le cas aujourd'hui. En l'état actuel, cette question n'est pas tranchée. Elle doit en tout cas figurer dans les débats éthiques d'aujourd'hui et de demain. L'Ordre y sera extrêmement vigilant.

Chères molécules...

Enfin, rappelons d'un mot la problématique de l'accès aux thérapeutiques innovantes, toujours plus coûteuses, toujours plus ciblées.

Celle-ci s'est déjà posée à nous il y a quelques années, avec l'arrivée sur le marché de nouveaux médicaments très coûteux contre l'hépatite C, comme nous l'avons rappelé précédemment[1]. Si leur efficacité était unanimement reconnue, nombreuses ont été les voix à s'élever contre leur coût exorbitant, qui ont restreint le recours à ces traitements alors que l'on recense en France 200 000 personnes atteintes de l'hépatite C.

1. Voir le chapitre 6.

Ces cas vont se multiplier. Ce n'est qu'un début. Nous allons développer de plus en plus ce que nous appelons l'« individualisation thérapeutique » : la création de traitements très spécifiques et terriblement onéreux, c'est-à-dire plusieurs centaines de milliers d'euros pour un petit, voire très petit nombre de patients. Se poseront alors des questions éthiques fondamentales : qui choisirons-nous de soigner ? Et surtout, comment faire ce choix ? Faut-il même le faire ? Quels en seront les critères ? Les questions et les stratégies éthiques sur les bénéficiaires de ces thérapies vont se multiplier.

Il faut poser dès aujourd'hui les termes du débat éthique. Ne pas l'aborder serait une erreur lourde de conséquences pour les générations à venir.

Épilogue

De l'action !

Notre santé est un bien précieux. Pour chacun de nous, bien sûr. Mais aussi de façon collective. L'avenir de nos sociétés y est intimement lié.

De nouveaux besoins émergent, vont apparaître. Là où nous voulions avant tout du « soin » hier, nous réclamerons bien plus demain : un accompagnement de qualité tout au long de notre vie, qui nous assure le bien-être. Un « parcours » qui commencera avant même la naissance, grâce à la médecine prédictive, et finira après la mort, puisqu'un jour, peut-être, il sera possible de prélever des cellules pour nous cloner…

Mais comment notre système de santé pourrait-il répondre demain à tous ces défis, alors qu'il ne peut déjà plus faire face à ceux d'aujourd'hui ? Hyper-centralisé, hyper-administré, et de moins en moins proche des citoyens de ce pays, il ne résiste que par la volonté de 1,3 million de femmes et d'hommes. Tous ces professionnels de la santé qui le tiennent à bout de bras, qui aspirent avant toute chose à avoir plus de temps pour soigner. Leur admirable engagement ne pourra pas compenser longtemps le désinvestissement politique. Déjà, notre système de santé craque de toutes parts…

Si la gouvernance continue de faire de la politique à la française, organisationnelle et structurelle, en restant dans la même logique économique et financière, colmatant les brèches et se contentant de prendre quelques petites mesures de-ci de-là, le système ne survivra pas. Nous pourrons toujours augmenter ou baisser le numerus clausus, confier des missions aux uns, en enlever aux autres, centraliser et administrer à outrance, rien de tout cela ne le sauvera. Demain, si rien ne change, il explosera.

Nous n'avons donc pas le choix. La seule solution qui s'offre à nous est l'action, la refondation du système de santé sur la base du diagnostic que nous venons de poser. Celui-ci est largement partagé. Notre ministre de tutelle l'exprime, contrairement à ses prédécesseurs, qui, en gouvernant, l'ont ignoré. Ils ont multiplié ces dernières années grands-messes et plans d'« envergure ». Le constat n'est plus à faire. Chacun de nous connaît les défis qui nous attendent.

Comment refonder notre système de santé ? Pour notre part, nous défendons quatre principes fondamentaux et sept priorités. Commençons par les principes que nous jugeons essentiels :

Solidarité. Elle seule garantit l'égalité et permet que toute personne vivant sur le territoire français, quelles que soient ses ressources, puisse accéder à une offre de soins optimale.

Égalité territoriale. Chaque citoyen doit avoir accès dans sa proximité au système de santé.

Parcours de santé. Nous ne pouvons plus nous contenter de soigner des maladies. Il nous faut entrer dans la dimension du *care* et accompagner les individus tout au long de leur vie, dans une dimension physique, psychique, sociale et personnelle.

Service public. Reconnaissons enfin que tous les acteurs de santé, quels que soient leur statut et leur mode d'exercice, qu'ils soient libéraux ou salariés d'un établissement, effectuent une mission de service public.

Une fois ces quatre principes posés, nous prônons une réforme qui s'articule selon sept priorités. Ce sont les clés de reconstruction de notre système de santé.

1. Adapter la formation des soignants, qu'elle soit initiale ou continue. C'est un préalable à toute réforme.

2. Construire des projets de santé territoriaux. Il faut cesser de vouloir concentrer le soin dans des établissements d'excellence, et à l'inverse ramener les soignants au plus près des citoyens de ce pays. Déstructurer l'« hospitalo-centrisme » pour restructurer la proximité.

Tout un système de gradation doit être mis en place. Un premier recours à proximité du patient, constitué d'une équipe de professionnels de santé et d'acteurs sociaux. Un deuxième recours dans les établissements locaux, pour une médecine spécialisée d'interpellation immédiate. Et un troisième recours dans les hôpitaux universitaires ou régionaux, si une intervention de haute technicité s'impose. L'objectif est clair : quelqu'un qui a un problème de santé doit pouvoir bénéficier des soins optimaux dans son territoire.

Un patient cardiaque sera d'abord pris en charge par l'équipe de soins de proximité. Laquelle gérera son traitement médicamenteux, sa nutrition, régulera son activité physique. Elle pourra même interroger des experts à distance, grâce aux nouvelles technologies. Si l'état du patient se dégrade, celui-ci sera transféré à l'hôpital ou à la clinique locale pour une investigation supplémentaire. Enfin, en cas d'aggravation brutale, il sera conduit à l'hôpital universitaire pour une intervention de haute technicité.

Tout en préservant ce maillon essentiel, le système de santé ne doit plus être centré sur l'hôpital. Il doit redescendre « sur le terrain ». Et se décliner en autant de projets de santé territoriaux. Son efficacité ne doit pas se mesurer par la capacité technologique de tel ou tel établissement, mais par sa faculté à prendre en charge, dans chaque territoire, des parcours de santé de façon optimale. Cette structuration est fondamentale.

3. Installer une démocratie sanitaire. Arrêtons de tout concentrer entre les mains des agences régionales de santé. Permettons aux acteurs territoriaux, qu'ils soient professionnels, usagers ou élus locaux, de participer à la décision. Je ne parle pas d'un mécanisme de « réunionite » aiguë, mais d'une vraie participation à la décision. D'un vrai pouvoir de validation ou de censure.

De même que notre pays a construit la démocratie politique au XIXe siècle et la démocratie sociale après 1945, il nous faut bâtir à présent la démocratie sanitaire. C'est le seul moyen de faire correspondre notre système de santé aux besoins des acteurs.

4. Investir. Si nous considérons que la santé est une mission de service public au sens le plus large du terme, et que tout citoyen a le droit d'accéder aux soins où qu'il soit, nous devons arrêter de chercher à tout prix l'équilibre économique et financier de notre système.

Nous sommes bien capables de rayer demain d'un trait de plume la dette de la SNCF afin que les TGV puissent circuler… Pourquoi ne pourrions-nous pas faire de même pour notre système de santé ? À condition d'une réforme, bien sûr ! Il faut arrêter de faire peser l'hypothèque du passé sur les établissements. Et investir dans les hôpitaux, les Ehpad, les cliniques privées. Mieux rémunérer les acteurs du système de santé, aussi, tout en améliorant leur évolution de carrière et leurs statuts.

5. **Réorganiser les métiers.** Nous devons impérativement mener une réflexion sur le contenu des missions respectives, en nous interrogeant sur nos futurs besoins. Qu'attendra-t-on demain d'un médecin, d'une infirmière, d'un kinésithérapeute ? Comment devront-ils être formés ? Comment se partageront-ils les informations, les activités ? Ne faudra-t-il pas redéfinir les frontières entre ces métiers ?

De même faut-il réfléchir aux nouveaux métiers. Aujourd'hui, nous formons 400 radiologues par an. Mais dans quinze ans, peut-être n'aurons-nous plus besoin que de radiologues interventionnels pour traiter des pathologies, et non pas de radiologues imageurs... Comment anticipons-nous cette évolution ? Comment nous préparons-nous au vieillissement de la population ? Formons-nous plus de gériatres ? Quelle réflexion menons-nous sur le métier de pharmacien, sur la façon dont il pourrait accompagner le parcours de santé d'un patient ? Quels seront les métiers liés à l'ingénierie médicale ? Qui pilotera les robots ? avec quelle formation ?

Autant de questions sans réponses. L'Université continue de former des spécialités comme elle le faisait hier, sans se projeter. La gouvernance doit adopter sur ces sujets une logique planificatrice, pour anticiper les besoins. Rappelons qu'il faut plus de dix ans pour former un médecin !

6. Construire une vraie politique de prévention. Il ne suffit pas de porter le paquet de cigarettes à 10 euros. L'ambition doit être tout autre. Il faut considérer que la prévention est directement liée au développement durable, à la médecine prédictive, aux conditions de travail, à la précarité, aux maladies sociales comme l'obésité. Il faut construire une politique assortie d'objectifs concrets. Ainsi pourra-t-on mettre en ordre de bataille de façon beaucoup plus efficace les acteurs concernés.

Il s'agit de bâtir une politique d'État, avec une action coordonnée des efforts. La prévention n'est pas qu'une affaire de mesures de santé. Si nous ne nous attaquons pas à l'émission des microparticules par le diesel, nous pourrons mettre en place toutes les préventions pulmonaires que nous voulons, nous ne réglerons rien du problème de fond…

Le plan de prévention présenté par le Premier ministre et la ministre des Solidarités et de la Santé, lundi 26 mars 2018, comporte vingt-cinq mesures. Si un grand nombre de thèmes y sont abordés, qu'il est empreint de bonnes intentions et à même de renforcer l'action menée quotidiennement par les médecins auprès de leurs patients, il reste cependant insuffisant. En effet, ce plan ne prend notamment pas en compte les difficultés importantes que rencontrent aujourd'hui des acteurs indispensables de la prévention ; en premier lieu les médecins scolaires et médecins du travail. La lutte contre l'alcoolémie est également oubliée, alors que les dangers de la consommation d'alcool pour la santé sont unanimement reconnus.

Par ailleurs, l'Ordre attend des précisions quant à la mise en œuvre de ce plan : un calendrier, les modalités de financement de ces mesures, et des actions rapides.

Le ministère de la Santé doit coordonner les politiques de l'Enseignement supérieur et de la Recherche, de l'Économie, des Nouvelles Technologies, ou encore des Personnes âgées… Ce doit être une priorité de l'État.

7. **Enfin, il faut cesser de nous voiler la face.** Ne plus tergiverser, nous demander quelle prise en charge nous voulons pour notre nouveau système de santé. Celle-ci restera-t-elle fondée sur la solidarité ? Ou bien décidera-t-on d'une autre répartition des coûts ? Qui assurera la solvabilité du système ? L'Assurance maladie ? les mutuelles et assurances ? Dans quelles proportions ?

Autant de questions qu'il est de bon ton de ne pas poser aujourd'hui, les gouvernants préférant s'enfermer dans des formules toutes faites. Chacun répète ainsi que l'Assurance maladie doit rembourser un panier de soins minimal. Mais qui sait ce que cela veut dire ? D'autant que celui-ci ne sera que l'un des éléments du parcours de santé de demain…

Nous avons notre préférence et nous l'avons dite : ne pas déroger au principe de solidarité, parce que la santé est une mission de service public. Ce choix a des conséquences difficiles : il faudra que les Français acceptent d'en payer le prix *via* des cotisations proportionnelles aux revenus, majorées pour les plus hauts revenus ou bien pour les conduites à risques… Tout est possible, mais il faut poser sans tarder les termes du débat.

Certes, tout cela n'est pas sans dangers. Les appétits financiers sont nombreux autour de la santé. Mais mieux vaut ouvrir la boîte que de la voir exploser et se retrouver devant un champ de ruines humain et organisationnel ! Il est encore temps. Nous en sommes convaincus. J'en suis intimement persuadé.

Aussi, aujourd'hui, j'en appelle à tous.

J'en appelle aux professionnels de santé. Continuez d'être ce que vous êtes, dévoués aux autres, soucieux de la qualité de vos pratiques, animés par l'ambition permanente de les améliorer. Soyez fiers de vos métiers !

Mais soyez aussi des acteurs de l'innovation. Dépassez vos barrières, vos clivages, vos peurs, vos inquiétudes sur vos métiers et votre avenir. Beaucoup d'entre vous sont aujourd'hui engagés dans leurs territoires, forces de propositions, déployant une énergie formidable. Votre engagement est précieux. Mais si le territoire est le maillon fondamental des solutions d'avenir, n'oubliez pas que l'action à mener doit être nationale. Sortez de votre scepticisme et ne tombez pas dans l'immobilisme. Notre pays a besoin de vous pour construire un nouveau système de santé. C'est de l'intérieur que se font les vraies réformes. Ouvrez-vous aux autres acteurs, reprenez votre destin en main !

J'en appelle en particulier aux 4 000 élus de l'Ordre des médecins. Soyons les fers de lance d'une exigence non négociable : voir notre système de santé se réformer pour que tous y trouvent réponses à leurs questions. Garantissons aux générations futures l'indépendance et la responsabilité de notre profession. Agissons avec les patients et les citoyens pour garantir leurs droits, c'est notre responsabilité. N'ayons pas peur d'accompagner des réformes exigeantes et de prendre nos responsabilités devant ces enjeux fondamentaux. Dire oui si l'on suit nos propositions, celles de tous les médecins. Dire non si on les dénature.

J'en appelle aux acteurs politiques de proximité. Vous qui, loin des palais de la République, agissez au quotidien au plus près de vos administrés. Ne vous laissez pas tenter par les solutions de court terme et exigez de pouvoir innover localement, avec tous les acteurs.

J'en appelle à la ministre des Solidarités et de la Santé, vous qui semblez avoir compris mieux que celles et ceux qui vous ont précédée et partagent, de droite comme de gauche, la responsabilité de la situation d'aujourd'hui, vous qui avez affirmé que l'hôpital est à bout de souffle, que les territoires sont les maillons essentiels de la politique de santé en devenir. Ne réduisez pas la réforme à la seule discussion du projet de loi de financement de la Sécurité sociale (PLFSS) annuel. Mettez en œuvre la réforme, celle qui nous permettra de sécuriser l'avenir. Ne vous contentez pas comme vos prédécesseurs de plans ou commissions se réunissant tous les six mois, qui ne trouvent pas leurs conclusions pratiques car ils sont longs à mettre en place et trop vite dépassés. Ne cédez rien à l'évolution de notre bien commun et soyez la ministre de la réforme. Vous avez montré la voie depuis votre arrivée, lancé des chantiers, ne les laissez pas s'enliser. Il y a un temps pour concevoir et un temps pour l'action urgente, volontaire et déterminée. Il faut agir, car patients et professionnels sont exaspérés. Ne perdons pas de temps, ne perdez pas de temps

J'en appelle au président de la République, Emmanuel Macron, garant du pacte républicain. Vous avez, Monsieur le Président, présenté aux Français un projet volontariste, pour transformer la France. Nous ne pouvons croire que vous n'ayez pas également l'ambition de changer en profondeur notre système de santé, qui est notre patrimoine commun. Nous ne pouvons croire que la santé soit la grande oubliée de votre volonté réformatrice.

Enfin, j'en appelle à mes concitoyens. Ne vous laissez pas berner par une illusion. J'ai voulu, avec ce livre, vous donner des clés. Vous êtes encore pris en charge dans de bonnes conditions. Mais cela ne saurait durer. Les professions de santé vont s'essouffler, le système s'écrouler, la logique financière l'emporter si nous n'agissons pas ensemble. En tant que citoyens de ce pays, vous devez affirmer vos droits d'être soignés le mieux possible, dans le respect de votre vie et de votre proximité. Dans cette démocratie sanitaire à créer, vous devez jouer pleinement votre rôle d'acteur. Engagez-vous dans les associations, interpellez les politiques. Exigez un projet de santé territorial, un financement garanti de vos soins et un accès à toutes les innovations.

Ouvrons les yeux. Les générations futures nous rendront collectivement responsables de ne pas avoir agi. Mobilisons-nous pour éloigner le spectre de cette explosion programmée et rassemblons nos énergies pour refonder notre système de santé.

Remerciements

À Christine, sans qui aucun engagement n'aurait été possible.

À Stéphanie, pour son écoute fidèle et sa volonté de faire comprendre l'urgence des enjeux.

Aux 295 000 médecins, parce que nous avons en partage la fierté du service des patients.

Aux 1 300 000 professionnels de santé, parce qu'ils tiennent à bout de bras un système à bout de souffle.

Aux décideurs qui liront ce livre : Entendez-nous. Agissez.

Table des matières

Avant-propos 9

1. En finir avec le double langage 13

La dictature des économistes 14
Les treize « satrapes » de la République 16
Assumer les choix politiques 18
La souffrance des soignants 20
L'impatience grandissante... des patients 22
La déprime des élus locaux 25
Le choc démographique 26
Quelle action politique aujourd'hui ? 29

2. On nous dit :
« Il faut former plus de médecins. »
Il faut surtout les former autrement ! 33

« Vingt mille médecins en trop »... 34
Libéral ou hospitalier : tous médecins ! 38
En finir avec la loterie des ECN 41
Sortir de l'hôpital universitaire 44
Scientifiques ou humanistes, qui former ? 45

Réformer les études de médecine maintenant ! 47

3. On nous dit : « Nous sommes des acteurs de notre santé. » Faisons coopérer les savoirs au lieu de les opposer ! 51

Médecins et patients, plus jamais seuls… 56
Le danger des réseaux sociaux 59
En finir avec la concurrence des savoirs 61

4. On nous dit : « Il faut des maisons de santé partout. » Construisons plutôt des projets de santé ! 65

La « génération spontanée » des cabinets de groupe 67
Des normes, et encore des normes… 71
Le scandale de la contrainte 73
La vérité du terrain 75
Un critère : des initiatives locales 77
Suggestions pour mieux accompagner ces projets 79
Informer les patients 82

5. On nous dit : « L'hôpital va tout organiser autour de lui. » Qu'il sorte d'abord de ses murs ! 85

Urgences et maternités 88
Les mercenaires 91
Le mirage des pôles hospitaliers 92

Réformer, comment ? 94
Faire sortir l'hôpital de ses murs 96

6. On nous dit : « Nous voulons l'accès aux soins pour tous. » Renforçons notre système solidaire ! 101

Une garantie solidaire de base 106
Renforcer le secteur 1 108
Révolution culturelle 110

7. On nous dit : « La prévention fera baisser les dépenses maladie. » Mais l'objectif doit être la santé de tous ! ... 113

La bonne conscience 116
Un champ immense 119
Un parcours « prévention » 122

8. On nous dit : « Les technologies vont remplacer les médecins. » Mais rien ne se fera sans l'humain ! 127

S'adapter, se former 132
Non à une « ubérisation » de la médecine !... 135
Le défi de l'accès aux soins pour tous 137
Le vertige de la médecine prédictive 139
Gare à Big Brother 141

9. Le XXIe siècle sera éthique 145

La solitude du médecin 148
Donner la vie, jusqu'où ? 150
Donner la mort ? 151

Donner ses organes 154
Questions de libertés 157
Questions de transparence 158
Chères molécules… 160

***Épilogue*. De l'action !** 163

Composition et mise en pages
Nord Compo à Villeneuve-d'Ascq

CET OUVRAGE
A ÉTÉ ACHEVÉ D'IMPRIMER
SUR ROTO-PAGE
PAR L'IMPRIMERIE FLOCH
À MAYENNE EN AVRIL 2018

N° d'impression : 92619
Imprimé en France